儿童
免疫力提升
指导

王兴国　姜丹　著

U0225638

中国妇女出版社

图书在版编目（CIP）数据

儿童免疫力提升指导 ／ 王兴国，姜丹著. -- 北京 ：
中国妇女出版社，2023.10
ISBN 978-7-5127-2292-7

Ⅰ.①儿⋯ Ⅱ.①王⋯②姜⋯ Ⅲ.①儿科学－免疫
学 Ⅳ.①R720.3

中国国家版本馆CIP数据核字（2023）第156832号

选题策划：陈经慧
责任编辑：陈经慧
封面设计：季晨设计工作室
责任印制：李志国

出版发行：中国妇女出版社
地　　址：北京市东城区史家胡同甲24号　　邮政编码：100010
电　　话：（010）65133160（发行部）　　65133161（邮购）
网　　址：www.womenbooks.cn
邮　　箱：zgfncbs@womenbooks.cn
法律顾问：北京市道可特律师事务所
经　　销：各地新华书店
印　　刷：小森印刷（北京）有限公司

开　　本：150mm×215mm　1/16
印　　张：11.75
字　　数：150千字
版　　次：2023年10月第1版　2023年10月第1次印刷
定　　价：49.80元

如有印装错误，请与发行部联系

　　到 2023 年 6 月，我从事营养工作已经整整三十年了。除了医院里的临床营养工作之外，我还做了很多营养科普和营养教学培训工作。营养学从诞生那天起，就离不开对特殊人群的照料，比如儿童养育、老年人和孕产妇照顾、病人护理等。其中，儿童正处于快速生长发育过程中，对各种营养素的需求量相对较多，是受饮食营养影响最大的人群之一。

　　由于儿童的身体尚未发育成熟，很多脏器功能相对较弱，免疫力或对感染性疾病的抵抗力不足，容易受到细菌、病毒等病原体的侵袭。众所周知，在疫苗尚未普及的时代，儿童的病死率是很高的。按时接种疫苗是快速提高儿童抵抗相应感染性疾病免疫力的关键措施，可以保护儿童健康成长。但并不是所有的感染性疾病都有针对性的疫苗，所以，在儿童成长过程中，尤其是低龄阶段，他们仍然会时不时被感染，比如手足口病、诺如病毒、轮状病毒、流感、普通感冒以及某些细菌性感染等。实际上，这些感染也是儿童获得免疫力的自然途径。

从提升儿童免疫力的角度，除了接种相应的疫苗和自然感染免疫之外，饮食营养、卫生条件和生活习惯等也会影响儿童免疫力。优质蛋白、维生素 A、B 族维生素、维生素 C、维生素 D、铁、锌和碘等营养素均与儿童免疫力直接相关，缺乏其中任何一种营养素都会损害儿童免疫力。科学膳食、合理营养，是儿童免疫力和正常生长发育的基本保障，其重要性怎么强调都不过分。

然而，儿童的饮食选择常常有更多的非理性因素，比如，儿童发育不成熟本身带来的挑食偏食，儿童更容易受到各种美味但不健康食物的诱惑，从而偏离科学饮食合理营养的原则。如果家长或监护人对此视而不见、悉听尊便，那就容易出现营养不良或不平衡的情况，会导致孩子抵抗疾病的能力下降，生病次数增加或症状较重。

在本书中，我和姜丹老师主要从饮食习惯、推荐食材和食谱、营养素补充和体重管理等方面，给出详尽的指导或示范。其内容既参考了科学育儿的相关指南，也融入了很多我们的实践经验，希望能给家长们切实可行的帮助，也希望每个孩子都能拥有强健的体魄！

王兴国

2023 年 7 月于大连

≫ 目 录
CONTENTS

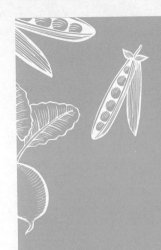

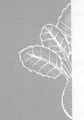

第一章

儿童
免疫力
常识

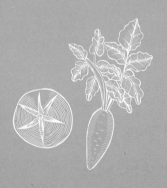

人体免疫系统的组成和功能是很复杂的。免疫系统包括很多器官、免疫细胞和细胞因子，如皮肤黏膜屏障、淋巴结、骨髓、脾脏、淋巴细胞（B细胞、T细胞）、吞噬细胞、中性粒细胞、抗体、补体、干扰素等。免疫系统的功能简单来说就是对内维护机体安全稳定，对外抵御细菌、病毒等病原生物侵袭。一方面，较好的免疫功能确实能增强机体的防病能力，当免疫功能较差时，机体容易受细菌、病毒等入侵而生病，对疾病的抵抗力下降。另一方面，当免疫功能过强或失调时，机体自身正常组织细胞会被免疫攻击，出现过敏性疾病或自身免疫性疾病。这就是人们常说的，免疫功能不是越强越好，保持平衡才是最佳状态。

直接评价一个人免疫功能的强弱也不那么简单，尤其是儿童的免疫系统正处于不断发育过程中，情况更加复杂。比如，儿童感冒发热常被家长认为免疫力弱，但这种感染性疾病通常会增强免疫力。6岁以下的孩子每年感冒好几次，刚上幼儿园的孩子在冬春季节甚至每个月会生病一两次，这些都是正常的，并不是免疫功能低下的表现。但如果孩子总是生病，并伴有生长发育落后（身高和／或体重不足），或者感染生病后病情较重（需要静脉输液、住院治疗或长时间使用抗生素），又或者多次出现严重感染（如肺炎、鼻窦炎、中耳炎、脑膜炎等），则很可能是免疫功能低下，需要到医院免疫专科就诊，明确是否有免疫缺陷，查找病因并根据病情进行治疗。

　　一般来说，免疫功能低下有两种情况：一种是先天性的，通常是因为遗传性疾病；另一种是后天性的，比如早产、非母乳喂养、未按时接种疫苗和环境过度"清洁"等。

　　从专业的角度看，免疫功能低下是比较严重的情况，是需要专门诊治的病态。这与很多家长觉得自家孩子（总生病／感冒发热）免疫力弱并不是一回事。家长们理解的免疫力低（或免疫力弱）并不是严重情况或病态，大致是指孩子在免疫系统基本正常的情况下，相比于其他孩子更容易生病（感冒发热），或生病后更不容易好转。这种情况可能只是个体差异，也可能是受到了饮食营养、运动锻炼、卫生条件和生活方式等因素的影响。

　　本书从实用性出发，科普如何增强儿童免疫力时，采用与家长们相同的角度来理解免疫力低（或免疫力弱），以便为苦恼的家长们提供切实可行的帮助，减少孩子患感冒（普通感冒）、流感（流行性感冒）、腹泻（病毒性或细菌性）、呕吐（诺如病毒等）、手足口病、皮肤黏膜感染（如结膜炎、脓疱疮、疥疮、口腔疱疹等）和呼吸道感染等疾病的机会，或减轻其病情，加快好转。

　　如此一来，本书所讨论的免疫力强弱其实反映了儿童整体健康程度和发育水平，而不局限于某些免疫器官、免疫细胞或免疫因子的变化等。毫无疑问，营养良好、身体健康、发育水平正常的儿童具有更好的免疫力；而营养缺乏、身体不那么健康、发育落后的儿童免疫力较差。除此之外，疫苗接种、卫生条件、生活环境、睡眠和心理压力等因素以及某些药物也会影响儿童免疫力的强弱。

饮食营养对儿童免疫力的影响体现在两个方面。第一个方面是影响整体健康状况。营养不良或生长迟缓的孩子，免疫力普遍较差，更容易招致感染性疾病。还有研究发现，虽然表面上看，肥胖是营养"充足""过剩"的结果，但肥胖也会损害儿童免疫力。第二个方面，饮食缺乏某些特定营养素，如铁、锌、维生素 A 和维生素 D 等，会通过不同机制直接导致免疫系统功能低下。而摄入充足的蛋白质（鱼肉蛋奶等）、$\omega-3$ 多不饱和脂肪酸（DHA、EPA 和亚麻酸）和膳食纤维则有助于增强免疫力。膳食纤维的作用主要是调节肠道正常菌群，从这个角度讲，补充某些益生菌也有助于增强免疫力。在保证科学合理的膳食模式基础上，应格外关注这些重点营养素的饮食摄入或补充，以及非常关键的是，要及时识别或发现生长迟缓、肥胖、贫血或其他营养素缺乏。具体饮食建议、食材选择和示范食谱分别见第二章、第三章和第四章。

积极规律的身体活动（运动）可以促进儿童生长发育，改善饮食状况，预防肥胖和一些慢性病，从而帮助儿童建立更加强大的免疫系统。对儿童有益的身体活动（运动）形式是多种多样的，既包括跑步、球类、游泳、骑车、单双杠等专门的体育运动，也包括跳绳、做操、跳舞、追逐游戏和玩耍等。家长可以根据孩子的喜好为其选择一种或多种身体活动形式，但不论何种运动形式，都要保证足够的运动时间和运动强度。一般地，学龄儿童和青少年应每天累计进行至少 60 分钟中等强度或高强度的身体活动。其中，高强度身体活动格外值得重视。高强度是指需要较多的体力消耗，呼吸比平时明显急促，呼吸深度大幅增加，心率大幅增加，出汗，停止运动、调整呼吸后才能说话。儿童具体的运动建议见第二章。

除健康饮食和规律运动外，充足的睡眠也是增强免疫力的有效手段。研究发现：睡眠充足的人比睡眠不足的人免疫力更强；睡眠不足会降低体内抗感染细胞的数量；睡眠质量较好的人，血液中的 T 淋巴细胞和 B 淋巴细胞均明显高于睡眠质量差的人。众所周知，儿童青少年需要比成年人更多的睡眠时间。根据美国睡眠基金会的建议，6～13 岁儿童每天要睡 9～11 小时；14～17 岁青少年每天要睡 8～10 小时；成年人每天推荐的睡眠时间是 7～9 小时。因此，家长应督促、保证孩子有足够的睡眠时间，不要因学习、玩耍或打游戏而缩短睡眠时间。

　　日常生活还有不少影响儿童免疫力的因素。母乳喂养能增强婴幼儿免疫力。二手烟会损害儿童免疫系统，其危害甚至不次于直接吸烟。过大的心理压力或精神紧张也会降低免疫力。逼仄的起居环境和污染的空气也不利于免疫系统发育。卫生条件对儿童免疫力的影响比较复杂，不讲卫生当然容易感染病原体，所以儿童要养成良好卫生习惯，如勤洗手等。但过度"清洁"、过度消毒或"无菌环境"却不利于儿童免疫系统发育，应当避免。在卫生清洁上，大多数时候用清水或洗手液冲洗、擦拭就可以了。

讲增强免疫力就不能不讲疫苗。接种疫苗是提高儿童免疫力、预防相应疾病最有效的方法。疫苗在本质上是一种药物，其成分就是某种病毒或细菌的成分（如 RNA，灭活或减毒的病毒、细菌）。接种疫苗后身体会产生专门针对某一种或某几种病毒、细菌的抗体，建立免疫屏障，包括阻断感染或减少感染概率，减轻症状，减少重症和死亡等。众所周知，我国实行免疫规划制度，给适龄儿童接种免疫规划疫苗，包括乙肝疫苗、卡介苗、脊灰灭活疫苗、百白破疫苗、麻腮风疫苗、乙脑减毒活疫苗、流脑多糖疫苗和甲肝减毒活疫苗等。这里需要提醒的是，不管是一类疫苗，还是二类疫苗，都建议儿童按时接种。

从药物的角度来说，除各种疫苗外，临床上还使用一些直接调节免疫力的西药（如免疫球蛋白、胸腺肽、匹多莫德、脾氨肽、转移因子、左旋咪唑、卡介苗等）或中药

（如玉屏风散、百令胶囊、黄芪、党参等）。这些药物有各自不同的适应证，服用后或多或少有一些不良反应，所以一定要遵医嘱服用，不能随随便便服用。与药物相比，保健品、营养补充剂或滋补品可能更安全一些，而且有很多此类产品宣称可以增强免疫力，比如牛初乳、益生菌、多种维生素和矿物质、蛋白质粉、海参、人参、燕窝等，但这些产品的作用有限，只能是合理地、有针对性地使用才能发挥作用，滥用有害无益，故应遵从医生或营养师等专业人员指导，有选择地使用。

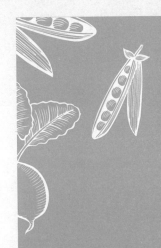
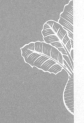

第二章

增强儿童
免疫力的
方法

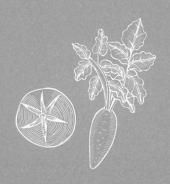

饮食营养，尤其是优质蛋白质、维生素 A、维生素 C、维生素 D、维生素 E、B 族维生素、铁、锌、碘等都是维持正常免疫功能不可或缺的。儿童又是饮食营养容易出问题的人群之一，不论生长迟缓（矮小）、低体重（体重不足），还是超重肥胖，都是营养不良的表现，会损害身体免疫力，一定要加以避免。多样化的平衡饮食和良好的体格发育则有助于增强儿童的免疫力。中国营养学会发布的针对儿童的膳食指南以及一般人群膳食指南见表 2-1。

表 2-1　中国营养学会发布的针对儿童的膳食指南
以及一般人群膳食指南

一、中国营养学会《学龄前儿童膳食指南》

在一般人群膳食指南基础上增加以下 5 条核心推荐：
1. 食物多样，规律进餐，自主进食，培养健康饮食行为。
2. 每天饮奶，足量饮水，合理选择零食（零食作为全天营养补充）。
3. 合理烹调，少调料少油炸。
4. 参与食物选择与制作，增进对食物的认知和喜爱。
5. 经常户外活动，定期体格测量，保障健康成长。

二、中国营养学会《学龄儿童膳食指南》

在一般人群膳食指南基础上增加以下 5 条核心推荐：
1. 主动参与食物选择和制作，提高营养素养。
2. 吃好早餐，合理选择零食，培养健康饮食行为。
3. 天天喝奶，足量饮水，不喝含糖饮料，禁止饮酒。
4. 多户外活动，少视频时间，每天 60 分钟以上中高强度身体活动。
5. 定期检测体格发育，保持体重适宜增长。

三、中国营养学会《一般人群膳食指南》

1. 食物多样，合理搭配。
2. 吃动平衡，健康体重。
3. 多吃蔬果、奶类、全谷、大豆。
4. 适量吃鱼、禽、蛋、瘦肉。
5. 少盐少油，控糖限酒。
6. 规律进餐，足量饮水。
7. 会烹会选，会看标签。
8. 公筷分餐，杜绝浪费。

◆ 儿童四格营养餐

不论是每天的食物种类，还是每餐的食物搭配，儿童饮食都应该比成年人更多样、更讲究。儿童每天食物种类应达到12种以上，每周达到25种以上。儿童每天应该有四餐或五餐，即在早、午、晚三餐之外，加餐1～2次。儿童早餐应该有4～5种食物，午餐有5～6种食物，晚餐有4～5种食物，加餐有1～2种食物，包括奶类、蛋类、鱼虾或畜禽肉类、谷薯类、蔬菜、水果、大豆制品、坚果和烹调油等主要食物类别，应根据季节更换和搭配食物。儿童饮食应以清淡口味为主，不宜过咸、油腻、辛辣，尽量少用或不用味精、鸡精等调味品，宜采用蒸、煮、炖、煨等烹调方式，尽量少用油炸、烧烤、煎炸等烹调方式。儿童饮食营养要求标准比成年人高一些，这就注定了儿童餐食要精心安排，特意制作，不能随随便便与大人吃完全一样的食物。为此，我们推荐儿童饮食采用"四格配餐法"。

关于"四格配餐法"的详细解释见第三章，儿童四格营养餐示范食谱见第四章。

经常给孩子吃精心搭配的四格营养餐具有重要意义，不但有助于孩子正常生长发育，提高免疫力，还能帮助孩子理解食物搭配，培养孩子的营养意识，养成受益终身的良好饮食习惯。即使他们长大后离开家，在外就餐，自己也能正确地选择食物。根据我们的经验，让儿童理解饮食需要平衡，营养餐要有主食、有蔬菜、有肉类或蛋类等其实并不难。

◆ 儿童零食指南

零食指除了正餐之外吃的所用食物和饮料（不包括水）。一般建议儿童在每日三餐之外有 1～2 次的零食作为加餐。零食（加餐）对儿童身体健康、生长发育和免疫力平衡有重要影响，不可等闲视之。

推荐儿童经常食用的零食有各种新鲜水果（如柑橘、苹果、西瓜、猕猴桃等）、原味坚果（如核桃、花生、栗子、开心果等，但低龄儿童吃圆形坚果容易呛咳，要注意安全）、奶类（如酸奶、牛奶、奶酪等）。但要注意，果汁、果脯或加糖果干不在推荐的零食之列，咸干花生、五香瓜子等加味坚果也不推荐，牛奶饮料和乳酸菌饮料等大多等同于含糖饮料，就更不推荐了。烤地瓜和鲜玉米等天然食物也是不错的零食，但肥胖儿童只能少量食用。饮料、糖果、冰激凌（雪糕）、油炸食品（如薯条、薯片、炸鸡等）、膨化食品、烧烤食品、加工肉类（火腿肠、腊肉、肉干等）、饼干、蛋黄派、甜点等高糖、高油、高添加的加工食品是"坏"零食，儿童应尽量少吃或不吃。

营养好的零食与营养差的零食差别极大，也很容易鉴别，简直路人皆知，但问题是很多孩子难以做到不选"坏"零食，因为营养差的零食往往在色、香、味、形等方面无所不用其极，诱惑力很大。对此，有些家长不重视或不以为意、听之任之，更有甚者，家长本身就是这些"垃圾食品"的爱好者，也有些家长束手无策或只会说教但没有付诸行动。

较好的做法是从孩子很小的时候就开始多买"好"零食，限制"坏"零食（不喝含糖饮料，不吃甜点等），并且家长要以身作则，至少不要在孩子面前吃这些食品。这样一来，孩子就不会喜欢吃这些"坏"零食，至少不会那么"上瘾"。此外，即便是"好"零食，也最好作为加餐，安排在两次正餐之间食用，不要影响吃正餐，否则有可能得不偿失。

◆ 儿童一日食物参考摄入量

　　每天三顿正餐加 1 ～ 2 次零食，儿童饮食平均每天具体要吃多少食物呢？中国营养学会《中国学龄儿童膳食指南》针对学龄前儿童、学龄儿童和青少年，给出了各类食物每天的建议摄入量（见表 2-2 和表 2-3），家长们可以参考。值得注意的是，因为儿童生长发育速度是有个体差异的，即使是同龄的孩子，对各种营养素的需要量也不完全一样，进食量也未必相同，所以食物建议摄入量只是大致参考，还要结合孩子的身高、体重增长，以及运动量等情况灵活安排。

表 2-2　2～5岁儿童各类食物每天建议摄入量

食物	食物重量（克）	
	2～3岁	4～5岁
谷类	75～125	100～150
薯类	适量	适量
蔬菜	100～200	150～300
水果	100～200	150～250
畜禽肉鱼类	50～75	50～75
蛋类	50	50
乳制品	350～500	350～500
大豆	5～15	15～20
坚果	—	适量
食用油	10～20	20～25
食盐	＜2	＜3
饮水量	600～700	700～800

　　注：引自中国营养学会《中国学龄儿童膳食指南》。食物重量指的是没做熟之前的生重，鱼和肉是不算骨头的重量，即可食部。

表2-3 6 ~ 17岁儿童和青少年各类食物每天建议摄入量

食物	食物重量（克）		
	6 ~ 10 岁	11 ~ 13 岁	14 ~ 17 岁
谷类	150 ~ 200	225 ~ 250	250 ~ 300
薯类	25 ~ 50	25 ~ 50	50 ~ 100
蔬菜	300	400 ~ 450	450 ~ 500
水果	150 ~ 200	200 ~ 300	300 ~ 350
畜禽肉	40	50	50 ~ 75
水产品	40	50	50 ~ 75
蛋类	25 ~ 40	40 ~ 50	50
乳制品	300	300	300
大豆	15	15	15 ~ 25
坚果	50（每周）	50 ~ 70（每周）	50 ~ 70（每周）
食用油	20 ~ 25	25 ~ 30	25 ~ 30
食盐	< 4	< 5	< 5
饮水量	800 ~ 1000	1100 ~ 1300	1200 ~ 1400

注：引自中国营养学会《中国学龄儿童膳食指南》，食物重量指的是没做熟之前的生重，鱼和肉是不算骨头的重量，即可食部。

◆ 纠正偏食挑食

　　偏食挑食可以说是最坏的饮食习惯，严重损害儿童身体健康、生长发育和免疫力。儿童常见的营养相关问题，比如发育迟缓、低体重、贫血和肥胖等都是偏食挑食所致。像其他坏习惯一样，儿童偏食挑食的习惯一旦养成就很难纠正，所以家长一定要从孩子很小时就开始防患于未然。防范措施其实很简单，那就是家长以身作则、言传身教，鼓励孩子选择多样化食物，尝试不同味道、不同颜色、不同质地、不同口感的食物，引导孩子多选择健康食物，限制或根本不给吃"坏"零食、超加工食品或垃圾食品，更不要把这些食物作为奖励或者惩罚孩子的措施。遇到孩子不喜欢吃的健康食物，不强迫喂食，要变换烹调方式和容器等，少量多次地耐心引导。

"四格配餐法"是防范或纠正儿童偏食挑食的好办法。四格餐盘中有孩子喜欢吃的食物，也有不那么喜欢吃的食物，孩子对不同食物的接受度会在无形中提升。值得注意的是，儿童拒绝吃某种食物有时是因为不接受其烹调方式而不是食材本身，这时不应强行要求孩子接受，应该更换或改进烹调方式。比如，孩子不喜欢吃直接炒制的绿叶蔬菜，那就把绿叶蔬菜做成蔬菜饼、饺子、包子等。掌握灵活的厨艺对于照顾儿童饮食的人来说是非常重要的。另外，要允许孩子有一定的饮食偏好，比如有的孩子不喜欢吃胡萝卜，那就不必非吃不可，代之以其他深颜色蔬菜也是可以的。总之，既要培养孩子食物多样化的习惯，防范偏食挑食，又要有灵活性，避免教条主义。

让儿童参与食物的选择与制作，亲身接触、了解、制作食物可以增强他们对食物的兴趣。教给他们一些基本的营养知识和健康饮食原则，既可以让他们理解食物与健康的关系，也有助于纠正偏食挑食。家长、照料人和老师都能发挥重要作用。但如果偏食挑食的儿童出现食欲下降、身材矮小、低体重、肥胖或贫血等问题，应该及时就医诊治。儿童食欲下降有可能需要补锌（葡萄糖酸锌或酵母锌等制剂）；身材矮小有可能需要注射生长激素类药物；缺铁性贫血需要补铁治疗（多糖铁复合物等药物）；低体重需要增加能量和蛋白质摄入；肥胖需要减重饮食。这些医学干预手段应遵医嘱或咨询营养师。

◆ 养成五个关键的饮食好习惯

从保护儿童正常生长发育和免疫的角度，家长要特别注意培养孩子良好的饮食习惯。除了食物多样化、不偏食、不挑食之外，以下几个饮食习惯也很关键，做得不好会损害孩子身体健康、生长发育和免疫力。

不喝饮料，少吃甜食

对甜的喜爱是人类与生俱来的，但摄入过多的添加糖会导致儿童肥胖、龋齿、偏食挑食等，并加重心血管代谢负担。而且，添加糖较多的加工食品，比如饮料、糖果、甜点、糕点、烘焙食品、小零食、雪糕等通常营养价值偏低，不符合儿童营养需要。嗜甜的习惯一旦养成就很难纠正，所以家长一定不要主动给孩子喝饮料、吃甜点、买糖果或雪糕等，可以用水果等天然的甜味食品替代。家庭烹调时尽量不要放糖来调味，比如用橙汁鸡翅代替可乐鸡翅，菠萝炖肉代替糖醋排骨等。

不喝含糖饮料是重中之重。家长应告知儿童含糖饮料对健康的危害，并以身作则，培养孩子喝白水的习惯，随时常备白开水（矿泉水、纯净水等桶装或瓶装白水），不买可乐、果汁饮料或其他任何含糖饮料。特殊情况下一定要喝饮料时，建议购买无糖或零卡饮料。

天天饮奶

牛奶、酸奶、奶粉、奶酪等奶制品是儿童钙的最佳来源，还提供优质蛋白和维生素 A 等，对儿童骨骼生长具有重要价值。家长要鼓励和督促孩子每天饮用 300 ～ 500 毫升奶类。少数儿童饮用普通牛奶后出现腹胀、腹部不适甚至腹泻等问题，医学上称之为"乳糖不耐受"，是因为肠道缺乏消化牛奶中乳糖的酶。这时可以选择酸奶或无乳糖牛奶，还是要尽量达到每天 300 毫升以上的饮奶量。

吃好早餐

早餐吃得好，不仅可以满足孩子 1/3 的营养摄入，还能保证一上午精力充沛，有助于学习或其他脑力活动。儿童早餐应至少包括谷薯类（如全麦面包、玉米、软饼、花卷等）、奶类（如牛奶、酸奶、奶酪等）、蛋类（如煮鸡蛋、茶叶蛋等）和蔬菜，在此基础上再加大豆制品、坚果或水果的摄入量，那就更好了。儿童早餐最好采用"四格配餐法"（参考第三章"选好食材，吃好三餐"，第四章"增强免疫力的四格食谱"相关内容）。如果嫌麻烦，早餐也可以吃"一锅出"的包子或饺子（提前准备好）、肉丝蔬菜汤面、三文鱼青红椒炒饭、蔬菜蛋炒饭等，但别忘记另加奶类。

一般要在 6∶30 ～ 8∶00 的时间段吃早餐，早餐时间要充裕，别太匆忙，进餐速度太快不利于食物消化吸收，可在 15 ～ 20 分钟吃完。

学会看配料表

现在我们会经常食用或购买加工食品。某种加工食品营养好不好，适不适合孩子食用，其实很容易在食品标签上看到，主要是看"配料表"和"营养成分表"两项内容。家长首先要会看这两项内容，然后教会孩子看配料表。

配料表也称"配料""原料"或"原料与辅料"等，列出的是在加工食品时使用并存在于产品中的任何物质，且按递减顺序排列。也就是说，排在第一位的加入量最多，排在第二位的加入量次之……以此类推。如果配料表中有较多（排位靠前）的糖类（如白砂糖、葡萄糖、麦芽糖、果葡糖浆、麦芽糖浆等）、油脂（如植物油、精炼植物油、氢化植物油、起酥油、植物黄油、棕榈油、椰子油等）、钠（如食盐、苯甲酸钠、磷酸钠、碳酸氢钠、谷氨酸钠、亚硝酸钠等）和其他食品添加剂，那么该种加工食品的营养价值较差，通常不适合儿童食用。

只要购买加工食品，你会发现上述这些糖类、油脂和添加剂是很难完全避免的，但可以从中选择相对较好的产品，即糖类、油脂和添加剂在配料表中的排位相对靠后的食品，做到这一点很有现实意义。

参与食物选择和制作

参与食物选择和制作可以提高营养素养，充分认识食物搭配的重要性。儿童应学习食物营养相关知识，认识食物，了解食物与环境及健康的关系。孩子跟家人一起选购和制作食物，也有助于了解并传承中国饮食文化。家长不应只为孩子提供食物，还要通过食物进行营养教育、行为示范、制定规则等食育，鼓励和支持孩子提高营养素养并养成健康饮食习惯。

许多家长不愿让孩子参与家庭食物制作和烹调，怕伤着孩子，或者嫌麻烦。可以利用周末或节假日带孩子去农场，认识一些农作物，参与一些简单的农业生产活动，比如体验农作物的种植，观察植物的生长过程等；还可以带孩子采摘一些蔬菜或水果，激发孩子对食物的兴趣，让他们享受自己的劳动成果，体会参与的乐趣。外出郊游时，让孩子和家长一起准备野餐的食物，比如制作三明治、比萨、果蔬汁等。在计划某一餐时，不妨征求一下孩子的意见，让他来计划吃什么或者购买什么食物。总之，通过参与食物选择和制作，家长可以跟孩子有更多互动，从中加以引导和教育，对孩子的健康是大有裨益的。

◆ 合理补充营养素，不盲目吃补品

　　儿童应首先通过多样化的平衡膳食来摄入营养素。当饮食无法尽善尽美时，应慎重地、有针对性地服用营养素补充剂，比如，饮奶量不足的儿童应服用钙剂，鱼虾摄入较少时可服用鱼油（DHA）制剂，日晒不足的儿童要服用维生素D，偏食挑食的孩子可服用复合维生素矿物质，缺铁性贫血时应补充铁剂，便秘时服用膳食纤维类产品或益生菌。服用这些营养素补充剂时应严格遵照说明书，或者遵从医生和营养师的指导，切忌超量、超范围服用，更不能认为反正都是营养素多吃点没坏处，甚至误以为多多益善。

补充营养素不合理的常见表现是跟风购买，看别人家的孩子吃什么就给自己孩子吃什么，以及相信那些宣称可以增高、益智、增强免疫力的保健品，或者相信那些只能用于成年人的滋补品（如人参、鹿茸、阿胶、蜂胶、花粉等）。胡乱进补有害无益，不仅有营养素过量的安全隐患，而且有可能导致儿童性早熟。

◆ 保证充足的运动时间

　　运动对儿童生长发育、免疫力和健康至关重要。学龄前儿童每天要有 180 分钟身体活动时间，每天户外活动至少 120 分钟。其中，中等及以上强度身体活动时间累计不少于 60 分钟。学龄前儿童身体活动包括日常活动、游戏（玩耍）和体育运动。

　　学龄儿童和青少年应每天累计进行至少 60 分钟中等强度或高强度的身体活动，以有氧运动为主，其中每周至少 3 天的高强度运动（如快跑、健美操、快速游泳、追逐游戏等，每次至少 10 分钟以上）。身体活动要多样，其中包括每周 3 天肌肉力量练习（如仰卧卷腹、俯卧撑、平板支撑、引体向上、跳绳、爬山等），至少掌握一项正式的运动技能。

所有儿童都应严格限制屏幕使用时间（包括看电视、电脑和手机的时间）。学龄前儿童每天屏幕使用时间不超过1小时，学龄儿童每天屏幕使用时间不超过2小时，越少越好。要减少静坐时间，除睡觉外应避免有连续超过1小时的静止状态，应鼓励儿童积极玩游戏，全天处于活跃状态。

有些孩子不爱运动，家长要多花时间和精力带领孩子一起玩游戏或做运动。最好让孩子学会一项专门的运动技能，如篮球、乒乓球、足球、羽毛球、跆拳道等，并坚持练习，以保证充足的运动时间和较好的运动效果。

❖ 经常测量身高和体重

身高和体重是反映儿童生长发育和营养状况最直观的指标。家长应经常或定期测量、记录孩子的身高和体重，并掌握评估孩子生长发育和营养状况的方法。

判断孩子身高是否在合理范围内，可参考国家卫健委发布的相关标准，其中 7 岁以下儿童身高或身长（cm）界值参照表 2-4，7 ~ 18 岁儿童青少年身高（cm）界值参照表 2-5。身高或身长（2 岁以下）在表格中界值以下的儿童，为生长迟缓，应及时就医或接受营养师指导，并增加饮食营养摄入或加强喂养。

判断孩子体重是否合理，不能只看体重数值，要先计算体重指数（BMI），然后对照表 2-6（男孩）和表 2-7（女孩）的界值来判断孩子是否肥胖或消瘦。体重指数的计算公式是 BMI= 体重（千克）÷ 身高^2（米）。比如，某 6 岁 6 个月男童的身高是 114.5 厘米，体重是 26.2 千克，则其 BMI 为 $26.2 \div 1.145^2 \approx 20.0$。查表 2-6 对应的 6 岁 6 个月男童数据（BMI ≥ 19.5 为肥胖）可判断该男童属于肥胖。

生长迟缓（身材矮小）、消瘦、超重和肥胖都是营养不良的表现。其中，生长迟缓属于长期营养不足，消瘦属于短期或即时性营养不足，超重和肥胖则属于营养过剩（能量摄入过多）。营养不足的儿童要定时、定量进餐，在正餐之外加餐，增加固体主食（尤其是易于消化的饺子、包子、面包、馒头等）、鱼肉蛋奶和坚果的摄入量，减少一些蔬菜和水果，尤其要限制食用水果，同时要少喝粥汤。对于年龄较小的婴幼儿，家长应引导孩子专注进食，避免边吃边玩、边吃边看电视，不要追逐喂养。吃饭应细嚼慢咽，但不拖延，每次进餐时间为 20 ～ 30 分钟。当孩子生长迟缓

（身材矮小）或消瘦迟迟不见好转，追赶不上来时，要尽快就医诊治，以免无法实现正常的生长发育。

儿童超重和肥胖常常是碳水化合物或脂肪摄入过多、运动不足所致，应减少主食摄入量，尤其要少吃精制谷物，如白米饭、白馒头、面条、包子和饺子等，不吃加油加糖的主食，如面包、汉堡、油饼、油条、饼干、糕点等，同时，不要吃油炸食品和油腻菜肴。奶类、蛋类、肉类、鱼虾和大豆制品只要不油炸、不加糖均可适量食用。多吃蔬菜和水果顶替其他食物有助减重。儿童减重最关键的措施是增加运动量，保证足够的、专门的运动时间。总体而言，肥胖儿童减重比较困难，单独依靠家长恐怕不会成功，接受营养师咨询指导是非常必要的。要强调的是，儿童减重禁止采用禁食、饥饿、半饥饿或变相饥饿疗法，禁止使用减肥药物或减肥食品，针灸、电震动、手术等减肥方法也不适用于儿童。

表 2-4　7 岁以下儿童身高或身长（cm）界值

年龄	男童	女童
0 月	< 47.3	< 46.6
1 月	< 51.1	< 50.1
2 月	< 54.7	< 53.5
3 月	< 57.8	< 56.4
4 月	< 60.3	< 58.8
5 月	< 62.3	< 60.7
6 月	< 64.0	< 62.4
7 月	< 65.4	< 63.9
8 月	< 66.8	< 65.3
9 月	< 68.0	< 66.5
10 月	< 69.2	< 67.8
11 月	< 70.3	< 68.9
1 岁	< 71.4	< 70.1
1 岁 1 月	< 72.5	< 71.1
1 岁 2 月	< 73.5	< 72.2
1 岁 3 月	< 74.5	< 73.2
1 岁 4 月	< 75.5	< 74.2

年龄	男童	女童
1 岁 5 月	< 76.4	< 75.2
1 岁 6 月	< 77.4	< 76.2
1 岁 7 月	< 78.3	< 77.1
1 岁 8 月	< 79.2	< 78.1
1 岁 9 月	< 80.1	< 79.0
1 岁 10 月	< 81.0	< 79.9
1 岁 11 月	< 81.9	< 80.7
2 岁	< 82.0	< 80.8
2 岁 3 月	< 84.4	< 83.2
2 岁 6 月	< 86.6	< 85.3
2 岁 9 月	< 88.6	< 87.3
3 岁	< 90.5	< 89.3
3 岁 3 月	< 92.2	< 91.1
3 岁 6 月	< 93.9	< 92.8
3 岁 9 月	< 95.6	< 94.4
4 岁	< 97.2	< 96.0
4 岁 3 月	< 98.8	< 97.6
4 岁 6 月	< 100.3	< 99.2

年龄	男童	女童
4 岁 9 月	＜ 102.0	＜ 100.8
5 岁	＜ 103.6	＜ 102.5
5 岁 3 月	＜ 105.2	＜ 104.1
5 岁 6 月	＜ 107.7	＜ 105.6
5 岁 9 月	＜ 108.2	＜ 107.1
6 岁	＜ 109.7	＜ 108.5
6 岁 3 月	＜ 111.2	＜ 109.9
6 岁 6 月	＜ 112.6	＜ 113.1
6 岁 9 月	＜ 113.9	＜ 112.6

注：①数据引自国家卫健委《7 岁以下儿童生长标准》（WS/T 423—2022）；② 2 岁以下婴幼儿适用于身长，2 岁以上适用于身高；③年龄为整月或整岁。

表 2-5　7 ~ 18 岁儿童青少年身高（cm）界值

年龄	男生	女生
7 岁	≤ 111.3	≤ 110.2
7 岁 6 月	≤ 112.8	≤ 111.8

年龄	男生	女生
8 岁	≤ 115.4	≤ 114.5
8 岁 6 月	≤ 117.6	≤ 116.8
9 岁	≤ 120.6	≤ 119.5
9 岁 6 月	≤ 123.0	≤ 121.7
10 岁	≤ 125.2	≤ 123.9
10 岁 6 月	≤ 127.0	≤ 125.7
11 岁	≤ 129.1	≤ 128.6
11 岁 6 月	≤ 130.8	≤ 131.0
12 岁	≤ 133.1	≤ 133.6
12 岁 6 月	≤ 134.9	≤ 135.7
13 岁	≤ 136.9	≤ 138.8
13 岁 6 月	≤ 138.6	≤ 141.4
14 岁	≤ 141.9	≤ 142.9
14 岁 6 月	≤ 144.7	≤ 144.1
15 岁	≤ 149.6	≤ 145.4
15 岁 6 月	≤ 153.6	≤ 146.5
16 岁	≤ 155.1	≤ 146.8
16 岁 6 月	≤ 156.4	≤ 147.0

年龄	男生	女生
17 岁	≤ 156.8	≤ 147.3
17 岁 6 月	≤ 157.1	≤ 147.5

注：①数据引自国家卫健委《学龄儿童青少年营养不良筛查》（WS/T 456-2014）；②年龄为整月或整岁。

表 2-6　儿童（男孩）肥胖和消瘦的体重指数（BMI）界值

年龄	肥胖	消瘦
0 月	≥ 15.7	< 11.1
1 月	≥ 17.7	< 12.9
2 月	≥ 19.7	< 14.2
3 月	≥ 20.8	< 14.8
4 月	≥ 21.2	< 15.0
5 月	≥ 21.4	< 15.1
6 月	≥ 21.4	< 15.2
7 月	≥ 21.3	< 15.2
8 月	≥ 21.1	< 15.1
9 月	≥ 20.9	< 15.1

年龄	肥胖	消瘦
10 月	≥ 20.7	< 15.0
11 月	≥ 20.5	< 14.9
1 岁	≥ 20.3	< 14.8
1 岁 1 月	≥ 20.1	< 14.7
1 岁 2 月	≥ 19.9	< 14.6
1 岁 3 月	≥ 19.7	< 14.5
1 岁 4 月	≥ 19.6	< 14.4
1 岁 5 月	≥ 19.4	< 14.3
1 岁 6 月	≥ 19.3	< 14.2
1 岁 7 月	≥ 19.2	< 14.1
1 岁 8 月	≥ 19.1	< 14.1
1 岁 9 月	≥ 19.0	< 14.0
1 岁 10 月	≥ 18.9	< 13.9
1 岁 11 月	≥ 18.8	< 13.9
2 岁	≥ 19.0	< 14.0
2 岁 3 月	≥ 18.8	< 13.9
2 岁 6 月	≥ 18.6	< 13.7
2 岁 9 月	≥ 18.4	< 13.6

年龄	肥胖	消瘦
3 岁	≥ 18.3	< 13.6
3 岁 3 月	≥ 18.2	< 13.5
3 岁 6 月	≥ 18.1	< 13.4
3 岁 9 月	≥ 18.1	< 13.4
4 岁	≥ 18.1	< 13.3
4 岁 3 月	≥ 18.2	< 13.3
4 岁 6 月	≥ 18.2	< 13.3
4 岁 9 月	≥ 18.3	< 13.2
5 岁	≥ 18.4	< 13.2
5 岁 3 月	≥ 18.6	< 13.1
5 岁 6 月	≥ 18.7	< 13.1
5 岁 9 月	≥ 18.9	< 13.1
6 岁	≥ 19.1	< 13.1
6 岁 3 月	≥ 19.3	< 13.0
6 岁 6 月	≥ 19.5	< 13.0
6 岁 9 月	≥ 19.7	< 13.0
7 岁	≥ 18.7	≤ 13.5
7 岁 6 月	≥ 19.2	≤ 13.5

年龄	肥胖	消瘦
8 岁	≥ 19.7	≤ 13.6
8 岁 6 月	≥ 20.3	≤ 13.6
9 岁	≥ 20.8	≤ 13.7
9 岁 6 月	≥ 21.4	≤ 13.8
10 岁	≥ 21.9	≤ 13.9
10 岁 6 月	≥ 22.5	≤ 14.0
11 岁	≥ 23.0	≤ 14.2
11 岁 6 月	≥ 23.6	≤ 14.3
12 岁	≥ 24.1	≤ 14.4
12 岁 6 月	≥ 24.7	≤ 14.5
13 岁	≥ 25.2	≤ 4.8
13 岁 6 月	≥ 25.7	≤ 15.0
14 岁	≥ 26.1	≤ 15.3
14 岁 6 月	≥ 26.4	≤ 15.5
15 岁	≥ 26.6	≤ 15.8
15 岁 6 月	≥ 26.9	≤ 16.0
16 岁	≥ 27.1	≤ 16.2
16 岁 6 月	≥ 27.4	≤ 16.4

年龄	肥胖	消瘦
17 岁	≥ 27.6	≤ 16.6
17 岁 6 月	≥ 27.8	≤ 16.8
18 岁	≥ 28.0	< 18.5

注：① 7 岁以下数据引自国家卫健委《7 岁以下儿童生长标准》(WS/T 423—2022)；② 7 岁以上数据引自国家卫健委《学龄儿童青少年超重与肥胖筛查》(WS/T 456–2018) 和《学龄儿童青少年营养不良筛查》(WS/T 456–2014) 中重度消瘦；③年龄为整月或整岁。

表 2-7 儿童（女孩）肥胖和消瘦的体重指数（BMI）界值

年龄	肥胖	消瘦
0 月	≥ 15.4	< 10.9
1 月	≥ 17.3	< 12.6
2 月	≥ 19.1	< 13.7
3 月	≥ 20.0	< 14.3
4 月	≥ 20.5	< 14.6
5 月	≥ 20.7	< 14.7
6 月	≥ 20.8	< 14.8
7 月	≥ 20.7	< 14.8

年龄	肥胖	消瘦
8 月	≥ 20.6	< 14.7
9 月	≥ 20.4	< 14.6
10 月	≥ 20.2	< 14.6
11 月	≥ 20.0	< 14.5
1 岁	≥ 19.8	< 14.4
1 岁 1 月	≥ 19.6	< 14.3
1 岁 2 月	≥ 19.4	< 14.2
1 岁 3 月	≥ 19.2	< 14.1
1 岁 4 月	≥ 19.1	< 14.0
1 岁 5 月	≥ 18.9	< 13.9
1 岁 6 月	≥ 18.8	< 13.8
1 岁 7 月	≥ 18.7	< 13.8
1 岁 8 月	≥ 18.6	< 13.7
1 岁 9 月	≥ 18.5	< 13.7
1 岁 10 月	≥ 18.4	< 13.6
1 岁 11 月	≥ 18.3	< 13.5
2 岁	≥ 18.6	< 13.7
2 岁 3 月	≥ 18.4	< 13.6

年龄	肥胖	消瘦
2 岁 6 月	≥ 18.2	< 13.5
2 岁 9 月	≥ 18.1	< 13.4
3 岁	≥ 18.1	< 13.3
3 岁 3 月	≥ 18.0	< 13.2
3 岁 6 月	≥ 18.0	< 13.2
3 岁 9 月	≥ 18.0	< 13.1
4 岁	≥ 18.0	< 13.0
4 岁 3 月	≥ 18.0	< 13.0
4 岁 6 月	≥ 18.1	< 12.9
4 岁 9 月	≥ 18.1	< 12.9
5 岁	≥ 18.2	< 12.9
5 岁 3 月	≥ 18.3	< 12.8
5 岁 6 月	≥ 18.4	< 12.8
5 岁 9 月	≥ 18.4	< 12.8
6 岁	≥ 18.5	< 12.7
6 岁 3 月	≥ 18.6	< 12.7
6 岁 6 月	≥ 18.7	< 12.7
6 岁 9 月	≥ 18.8	< 12.7

年龄	肥胖	消瘦
7 岁	≥18.5	≤13.0
7 岁 6 月	≥19.0	≤13.0
8 岁	≥19.4	≤13.1
8 岁 6 月	≥19.9	≤13.1
9 岁	≥20.4	≤13.2
9 岁 6 月	≥21.0	≤13.2
10 岁	≥21.5	≤13.3
10 岁 6 月	≥22.1	≤13.4
11 岁	≥22.7	≤13.7
11 岁 6 月	≥23.3	≤13.9
12 岁	≥23.9	≤14.1
12 岁 6 月	≥24.5	≤14.3
13 岁	≥25.0	≤14.6
13 岁 6 月	≥25.6	≤14.9
14 岁	≥25.9	≤15.3
14 岁 6 月	≥26.3	≤15.7
15 岁	≥26.6	≤16.0
15 岁 6 月	≥26.9	≤16.2

年龄	肥胖	消瘦
16 岁	≥ 27.1	≤ 16.4
16 岁 6 月	≥ 27.4	≤ 16.5
17 岁	≥ 27.6	≤ 16.6
17 岁 6 月	≥ 27.8	≤ 16.7
18 岁	≥ 28.0	< 18.5

注：① 7 岁以下数据引自国家卫健委《7 岁以下儿童生长标准》（WS/T 423—2022）；② 7 岁以上数据引自国家卫健委《学龄儿童青少年超重与肥胖筛查》（WS/T 456-2018）和《学龄儿童青少年营养不良筛查》（WS/T 456-2014）中重度消瘦；③年龄为整月或整岁。

◆ 做好防护

儿童要养成良好的卫生习惯，勤洗手，不但饭前便后要洗手，而且外出归来、游戏结束、玩玩具之后都要洗手，打喷嚏、咳嗽和清洁鼻子后也要洗手。外出必要时戴好口罩，少去或不去人群密集的场所以及通风不良的室内。儿童的居室、教室或活动场所要保持通风，天气寒冷时也要定时通风换气。家庭成员外出回家后，应先洗手、洗脸、换衣服，再跟孩子接触。

不过，研究表明，过度"清洁"的环境不利于儿童免疫系统的正常发育，应该让儿童有机会接触大自然（泥土、砂石、树木和河流等），包括接触大自然中的非致病微生物，毕竟机体免疫系统是需要一些外界刺激的。因此，除非遇到某些传染病高发期，否则不要把儿童防护得密不透风，不要让孩子成为"温室里的花草"。

另外，当儿童患伴随发热症状的传染性疾病时，家长应该把孩子从看护机构或学校接回家，以减少疾病传播。如果家中有呼吸道感染者，应与孩子隔离，并戴好口罩。儿童服用任何药物都要遵医嘱，避免乱用抗生素。咳嗽不严重，不影响日常生活时不要应用镇咳药。患有支气管哮喘、过敏性鼻炎或其他疾病的儿童应合理用药，正规治疗。

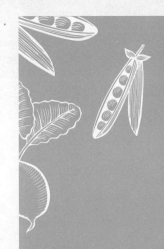
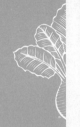

第三章

选好食材，
吃好三餐

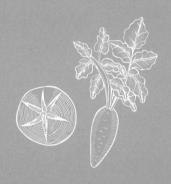

◆ 安排好三餐

　　提高免疫力的儿童膳食应该包括充足的蛋白质、合适的碳水化合物和适量的脂肪，以及足够的维生素和矿物质。合理膳食、均衡搭配是满足这些营养需求的关键。安排儿童膳食要做到以下几点。

吃好主食，适当加入全谷物和杂豆

　　主食是碳水化合物的重要来源，直接为人体提供能量，优质的主食还能提供更多维生素和矿物质。儿童的主食应酌情加入一些全谷物、杂豆和薯类。这些食物含有丰富的

维生素 B_1、维生素 B_2、烟酸、锌、铁、膳食纤维等营养素，对提高免疫力有益。从小习惯吃全谷物、粗杂粮的儿童，胃肠功能也更强。在食材的选择上可以先从小米、藜麦等口感较软糯的主食开始，然后逐渐尝试其他种类的粗杂粮。

每餐至少保证摄入一种优质蛋白质食物

蛋白质是增强免疫力的基础材料，蛋白质供应不足，会直接影响儿童免疫力。儿童每顿饭至少要有一种优质蛋白质食物。能提供优质蛋白质的食物主要有以下几种。

各种奶类。包括牛奶、酸奶、奶酪等摄入 300 ～ 500 毫升。奶类不仅富含钙，还含有多种维生素，包括 8 种 B 族维生素和维生素 A、维生素 D、维生素 E、维生素 K 等。

鸡蛋。鸡蛋营养丰富，富含磷脂、胆碱和各种维生素，鸡蛋烹调简单，可以和很多食材搭配成好吃的菜肴。建议每天至少吃一个鸡蛋。

保证足量鱼虾和瘦肉。鱼虾肉类不但提供优质蛋白，还是维生素 A、B 族维生素、铁、锌、钙等营养素的重要来源。

摄入豆制品。豆制品是植物性蛋白质的重要来源，包括豆浆、豆腐干、豆腐皮等。

蛋白质食物要分散在三餐中食用，每一餐都要搭配至少一种蛋白质食物。比如，早餐喝一杯牛奶再加一个鸡蛋，午餐吃三文鱼、带鱼、海虾和豆腐、豆腐皮、干豆腐等，晚餐吃鸡胸肉、瘦猪肉、瘦牛肉、瘦羊肉等。

每餐摄入多种蔬菜，数量上不少于一餐食材的四分之一

蔬菜是各种维生素、矿物质和植物化学物质的重要来源。蔬菜中的维生素 C、胡萝卜素和抗氧化物质，对儿童提高免疫力十分重要。建议儿童每一餐尽量选择几种不同颜色的蔬菜，把餐盘搭配成五颜六色。

要多吃深色的蔬菜，比如胡萝卜、番茄、彩椒、南瓜等。其中，胡萝卜素在人体中转化成维生素 A，对保护呼吸道黏膜的正常功能特别重要。

要多吃绿叶菜，如菠菜、油菜、小白菜等。蔬菜中丰富的钙、维生素对促进骨骼发育很有帮助。

要多吃菌藻类食物，如香菇、木耳、紫菜等。菌藻类蔬菜含有丰富的菌藻类多糖。它们都具有调节免疫力的功效。

重视额外的营养补充

还有一些食物对提高儿童免疫力格外有益，要在饮食中合理安排。

坚果、水果、奶类。坚果如核桃、瓜子、开心果、板栗等，水果如香蕉、哈密瓜、杧果、猕猴桃等，奶类如牛奶、酸奶、奶粉等。这些食物可以在正餐时食用，也可以当零食吃，作为正餐之外的营养补充。

番茄酱、芝麻酱。它们对提升食欲、增加能量摄入也十分有益，是值得推荐的调味品。

亚麻籽油、初榨橄榄油、核桃油。这几种油类富含多不饱和脂肪酸，是特别适合儿童的食用油，日常烹调应多选这些油脂。

营养补充剂。对于已经存在营养素缺乏的儿童，还可以选择复合营养素、益生菌制剂、维生素 D、维生素 C、鱼油等，有助于提高身体抵抗力。

提高儿童免疫力要把上述饮食原则合理落实到三餐

中，我们在营养工作实践中原创了一套简单实用的配餐方法——"四格配餐法"，以"一餐"为单位，按照"四格"的形式来安排食物，可以最大程度地发挥饮食对身体健康和免疫力的促进作用。"四格配餐法"的基本形式及说明如下。

四格早餐，可以避免品种单一和单调重复

建议儿童的早餐要有四种食物，具体如下。

第一种，主食，如米饭、馒头、花卷、面包等。这些主食能够迅速升高血糖，保证能量供应。

第二种，富含蛋白质的食物，如猪肉、牛肉、羊肉、鱼肉、虾肉等。从方便的角度考虑，早餐可以用蛋类来替代。

什么是"四格配餐法"

简单地说，"四格配餐法"是把一个餐盘或模拟餐盘划分成 4 个格子（如下图），每一个格子分别装上不同的食物，即主食（S）、蛋白质食物（P）、蔬菜（V）和补充食材（X），从而实现营养搭配。"四格配餐法"强调"按餐搭配"，在一餐内基本实现营养平衡。最好每一餐都能吃成"四格"，如果做不到，那就吃好当下这一餐，"吃好一餐是一餐"。这大大降低了人们践行健康饮食原则的难度。

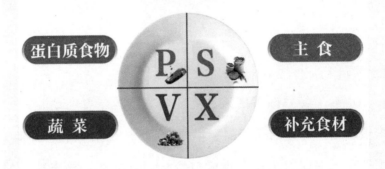

主食（Staple food）指谷类（如米、面、杂粮等）、薯类（如土豆、红薯等）和杂豆类（如红豆、绿豆、扁豆等），要粗细搭配；蛋白质食物（Protein food）指鱼肉蛋奶和大豆制品，每餐必备；蔬菜（Vegetables）指各种叶类、菌藻类、茄果类等，主要推荐深颜色的种类；补充食材（X）是"四格配餐法"的关键，要根据不同人群和不同身体情况来安排食物。

第三种，各种新鲜的蔬菜，它们含有丰富的维生素和矿物质。

第四种，奶类，牛奶、酸奶、奶粉都可以。如果孩子早餐不想喝奶，可以把牛奶、酸奶带到学校当作课间加餐也很好。

教儿童用"四格"搭配午餐

儿童午餐关键看搭配，大部分儿童的午餐在幼儿园或学校食用，都是由幼儿园和学校专门统一制作的营养午餐，营养自不必说，但是即便学校食堂提供的食物再丰富，如果孩子们选择不当、搭配不好，也是徒劳，所以最重要的是让孩子知道如何去选择和搭配。建议家长从孩子小时候就开始培养他们用四格分餐盘分餐吃饭，四个格子里分别装上主食、蛋白质食物、蔬菜和补充食材，逐渐让孩子知道平衡的饮食要讲究搭配，时间长了，孩子在自己选择的时候自然而然就会关注这些细节。

晚餐可以用"四格"查缺补漏

许多家庭都非常重视晚餐，经常把晚餐做得极其丰盛。晚餐丰盛本身并没有问题，但关键是不能随着孩子的喜好大吃特吃。孩子晚餐到底吃什么、吃多少，取决于孩子这一天早餐、午餐的饮食情况。儿童营养晚餐的关键在于查漏补缺。通常，幼儿园或者学校都会发布孩子在幼儿园或学校的一周食谱，家长可以事先了解一下，这样就可以知道孩子当天食物摄入的种类和数量，在做晚餐的时候，可以有针对性地补充。全家人也可以和儿童吃同样的晚餐，不必单独制作。

◆ 选择好食材

我们列出了30多种与提高儿童免疫力有关的食物（见表 3-1），分为全谷物／粗杂粮、蛋白质食物、蔬菜／水果和其他食物等几大类。安排儿童餐时可以优先选择表格中推荐的食材。

表 3-1　提高儿童免疫力的推荐食材清单

全谷物／粗杂粮	蛋白质食物	蔬菜／水果	其他食物
小米	鸡蛋	彩椒	花生
藜麦	牛奶／酸奶	番茄	板栗
胚芽米	奶酪	胡萝卜	芝麻酱
鲜玉米	豆腐	贝贝南瓜	番茄酱
全麦面包	三文鱼	西蓝花	紫菜／海苔

全谷物 / 粗杂粮	蛋白质食物	蔬菜 / 水果	其他食物
	海虾	菜花	混合坚果
	鳕鱼	菠菜	补充剂（益生菌、鱼油、维生素 D、维生素 C、钙、锌等）
	带鱼	油菜	
	鸡翅	香蕉	
	瘦肉	西瓜	
	猪肝	哈密瓜	
		柑橘	

小米

　　小米颗粒小，非常容易煮烂，也容易消化吸收，是儿童普遍能够接受的粗杂粮之一。小米金黄的颜色主要归功于其丰富的胡萝卜素，100 克小米含胡萝卜素 100 毫克。胡萝卜素在体内可以转化为维生素 A，发挥护眼作用。小米还富含锌，能激发食欲，增强免疫力，促进生长发育。熬制小米粥时，上面会漂浮一层细腻黏稠的"米油"，其主要营养成分为小米的脂肪，带来很多香味物质。小米吃法很多，比较适合儿童的吃法除了小米粥、小米饭、小米红枣糕之外，还可以做成各种菜品，如小米蒸南瓜、小米蒸肉丸、小米鸡胸肉饼、小米蒸排骨、小米脱骨鸡翅等，都非常适合小朋友。另外，还可以用小米做成零食，如小米锅巴、小米糕、奶香小米饼等，小朋友也很喜欢。

藜麦

藜麦种子不大，直径只有 2 ~ 3 毫米，但看起来很漂亮，有白、黄、红、紫、黑等各种颜色，在很多儿童营养餐中都有藜麦的身影。藜麦不仅颜值高，营养价值也不错，如果让粮食们"单挑"的话，藜麦的营养组成一定名列前茅。每 100 克藜麦含蛋白质 14 克、膳食纤维 6.5 克、钾362 毫克。藜麦还富含酚类、黄酮类、皂苷类及植物甾醇等植物活性物质。这些物质都对提高免疫力有益。

藜麦米饭是最初级的吃法，只要在蒸煮米饭的时候加入一小把藜麦共同煮熟就可以了。更适合小朋友的吃法是把煮好的藜麦米饭和蔬菜、虾、肉类等做成藜麦蔬菜饭团、藜麦虾仁饭团。藜麦还可以与面粉搭配做成高颜值面食，比如藜麦馒头、藜麦吐司、藜麦窝窝头等。与普通谷物不同，藜麦还可以"发芽"，把藜麦放入水里煮 10 ～ 15 分钟，等到藜麦都爆开发芽后关火、沥干，拌入各种食物即可做成不同菜品，如藜麦蔬菜沙拉、藜麦牛油果沙拉等。发好芽的藜麦也可以和鸡蛋、蔬菜等混合在一起做成藜麦鸡蛋饼、藜麦厚蛋烧等。相信就算平时比较挑食的小朋友也会爱上藜麦的种种花式吃法。

胚芽米

胚芽米的标准名称其实应该叫"留胚米"，是稻谷在加工过程中保留了谷物的胚芽，介于糙米和精白米之间的一种状态。在谷物加工过程中只去除谷壳的糙米营养保留最多，但是口感粗糙，不易被儿童接受，而碾磨精细的精白米在营养上又大打折扣。相比而言，胚芽米仅通过轻碾，刚好保留了稻谷胚芽和部分糊粉层，营养价值接近糙米，而口感不是很粗糙，更接近精白米，是特别适合儿童食用的主食。胚芽米不但蕴含丰富的蛋白质、膳食纤维及生物活性物质，而且钙、铁、锌、硒等微量元素，以及 B 族维生素的含量都很丰富，对促进儿童生长发育、调节代谢、提高免疫力有着重要作用。

胚芽米的颜色看起来不像普通大米那么洁白通透，而是有点微微发黄，有些胚芽米还能看出上面有一层粉状物，这都是正常现象。胚芽米更易氧化，最佳赏味期一般在90 ~ 180 天，所以购买胚芽米时要注意保质期和生产日期，买小包装的、日期新鲜的更好。开封后的胚芽米要尽快食用或者密封好放在冰箱里保存。

鲜玉米

新鲜玉米软糯香甜、味道可口，是粗粮界人见人爱的代表食材。儿童对它的喜爱也不例外。玉米也有很多颜色，黄色玉米含有玉米黄质和叶黄素，紫色玉米富含大量花青素，营养价值都很高。玉米可以当主食吃，也可以作为零食在加餐时吃，既方便又有营养。特别值得一提的是，新鲜玉米的能量仅是同等重量大米的四分之一，特别适合有减重需求的儿童作为主食食用。不过吃玉米也是有讲究的，一定要注意吃得"完整"，这里的"完整"指的是要把玉米的胚芽也吃进去。因为维生素 E、不饱和脂肪酸和各种有益的元素都集中在这里。有些小朋友吃玉米时啃得不够干净，这相当于损失了玉米里最有营养的部分。玉米还可以加工成各种美食佳肴，不仅可以增加营养，还能让餐桌增添亮丽的色彩。比较值得推荐的适合儿童的玉米吃法有玉米粒土豆饼、玉米排骨汤、玉米豌豆炒虾仁等。

全麦面包

面包是儿童早餐中比较常见的主食，儿童加餐零食也经常会选择面包。对于儿童来说，选择全麦面包除了其维生素、矿物质和膳食纤维含量更加丰富，还有更重要的意义，即帮助儿童养成吃"好面包"的习惯。面包的营养取决于里面添加的成分，真正的全麦面包用全麦面粉为主要原料，只添加较少的糖和油，其营养价值与主食相当；而很多花式面包则是由精制面粉制作，同时加了大量油、糖、果酱等，就能量而言是普通全麦面包的好几倍。

全麦面包虽然口感粗糙，但烤制后具有比白面包更浓的香气。可以将全麦面包切片后在烤面包机、烤箱或平底锅上略微烤制，让其表面变脆，味道变香，这样烤过的面包片很受儿童欢迎。全麦面包还有很多花式吃法，比如，把面包切成小方块，外面裹上蛋液煎熟做成面包小方；把面包撕成小块，加入牛奶、奶酪、鸡蛋做成蛋羹比萨。如果是在家自制全麦面包，可以只用 50% 的全麦面粉兼顾口感，制作面包时加入葡萄干、无花果、核桃仁、松子等，营养更丰富。

鸡蛋

鸡蛋可以说是最物美价廉的优质蛋白质食物，富含蛋白质、卵磷脂、维生素 A、维生素 D、B 族维生素、铁、锌、碘等营养物质，其营养价值堪称天然食材之最，是一个营养素宝库。儿童营养餐的搭配离不开鸡蛋，建议儿童每天吃一个鸡蛋。对于平时肉类、鱼虾摄入较少的儿童，还可以增加一个鸡蛋来弥补优质蛋白质摄入不足。特别需要说明的是，鸡蛋的营养素大部分集中在蛋黄中，所以儿童吃鸡蛋一定要吃蛋黄。

最值得推荐的吃法是煮鸡蛋。这种烹调方式营养流失少又容易消化，煮鸡蛋时间不宜过长，煮到蛋黄刚刚凝固时状态最佳。煮好的鸡蛋可以搭配番茄酱食用。蒸蛋羹也很受儿童欢迎，在蒸蛋羹时可以加入香菇丁、虾仁等提鲜，吃的时候还可以淋少许海鲜汁、香油调味。儿童早餐可经常吃鸡蛋饼、鸡蛋卷、鸡蛋厚蛋烧、鸡蛋牛奶布丁等。儿童加餐也可以吃鸡蛋。

牛奶／酸奶

奶类富含优质蛋白质，尤其以钙含量丰富见长，是膳食钙的最佳来源。孩子在各个年龄段对钙的需要量都很高，一般在 800 ~ 1200 毫克，尤其是青春期的孩子，钙需要量每天达到了 1200 毫克，因此，奶的充足摄入是非常重要的。在我国，儿童喝奶并不是一个规律的行为，在城市接近一半的孩子能做到每天喝一次以上牛奶，而农村这个比例还不足 20%。儿童钙的摄入来自奶的比例是非常低的，还需要做更多的努力。

提高儿童奶量摄入的最佳办法是提高饮奶频率，在此基础上再想办法增加每次的喝奶量，使其每天饮奶量达到300～500毫升。一般来说，儿童早餐应该搭配一杯约200毫升的牛奶，加餐或睡前应该喝一杯牛奶，全天饮奶总量就能达标，甚至在学校，牛奶也应该成为学生餐的一部分。纯牛奶、酸奶、奶粉、奶酪都可以作为奶类的选择。对于有乳糖不耐受的儿童可以选择舒化奶，有减重需求的儿童可以选择不加糖酸奶或脱脂牛奶。儿童喝牛奶时注意不要错把乳类饮料当牛奶。乳类饮料中蛋白质和钙含量都很低，其营养价值远不能和纯牛奶媲美。

奶酪

奶酪是牛奶的浓缩物，浓缩了牛奶中的蛋白质和钙。尤其对于钙，奶酪是为数不多的高效补钙食物。一块25克大小的奶酪所含的钙就相当于一杯牛奶（240毫升）的钙含量，在不需要大量饮奶的情况下，可以通过吃一小块奶酪得到丰富的钙和蛋白质，这特别适合胃口比较小、饮奶较少的儿童。选择奶酪最重要的是区分天然奶酪和再制奶酪，比较值得推荐的是天然奶酪，其包装上一般印有"干酪""乳酪"等字样。天然奶酪大部分是块状的，有时为了方便客户的不同需求，商家会事先把块状奶酪切成片或擦成丝。而再制奶酪在营养方面较天然奶酪略逊一筹，其包装上会有"再制"二字，经常用来做三明治或汉堡的芝士片、小三角奶酪、儿童奶酪、成长奶酪等都属于再制奶酪。即便都是天然奶酪，不同品种间蛋白质含量、钙含量、盐含量差距也很大，选择时要兼顾营养与儿童的口味。

奶酪最简单的吃法就是直接吃，把奶酪切成小块，直接吃或拌着水果吃。对于不爱直接吃奶酪的儿童也可以把奶酪切片，夹在三明治或汉堡里，还可以把奶酪放入菜里，比如做早餐时，在厚蛋烧里加入一片奶酪，就立马变得香气逼人。除了用来提味，奶酪还能实现拉丝、爆浆效果，芝士焗饭、比萨、爆浆紫薯虾饼等都是用奶酪调制的，颇受儿童喜欢。

豆腐

　　豆腐物美价廉，营养丰富，是一款老少皆宜的优质蛋白食物。推荐儿童的食谱里经常包含豆腐：一方面对补充蛋白质和钙有益，另一方面可以帮助儿童养成从小食用大豆制品的习惯。豆腐种类很多，建议买老豆腐吃，同等重量的老豆腐比嫩豆腐营养高出不少。豆腐本身味道寡淡，但只要合理搭配和调味，就可以吃得有滋有味，让孩子爱上吃豆腐。豆腐切片后外面裹上蛋液煎至两面金黄，外酥里嫩，是孩子最爱吃的早餐。还可以把豆腐捏碎，与肉末、马蹄、香菇等混合调制成肉丸，即可做出一锅美味的豆腐肉丸汤。西红柿炒豆腐这道菜味道酸甜可口，也是颇受儿童欢迎的菜肴。先把豆腐切片后轻轻煎一下备用，然后用西红柿爆锅炒出汁，再加入豆腐翻炒片刻即可。锅塌豆腐、肉末酿豆腐口味和营养更是一流，对于平时不爱吃豆腐的儿童，可以将豆腐切成较小的块再制作，更方便食用。

三文鱼

　　儿童餐里最值得推荐的鱼类非三文鱼莫属。从营养上说，三文鱼是典型的富脂鱼类，脂肪中含有丰富的 ω-3 型脂肪酸，对视力和神经系统都有益处。三文鱼富含维生素 D，每周吃两次三文鱼，就能满足人体一周维生素 D 的需要。三文鱼肉中还含有丰富的虾青素，具有超强的抗氧化能力，对提高免疫力很有帮助。

　　不仅如此，三文鱼鳞小刺少，肉质细嫩鲜美，口感爽滑鲜香，适合各年龄段的儿童食用。三文鱼加工制作也十分方便，适合煎、炖、烤、凉拌等多种烹制方式。特别适合儿童的吃法有：轻煎三文鱼，做法是将三文鱼切片后直接轻煎作为早餐食用；三文鱼炒饭，做法是将煎好的三文鱼块和米饭、彩椒、胡萝卜等一起炒熟，营养非常丰富；三文鱼豆腐汤，新鲜三文鱼和豆腐一起煲汤味道也十分鲜美；清蒸三文鱼则能够很好地保存鱼里的 ω−3 和多种维生素，操作也很简单。三文鱼还可以用来做寿司、煮粥以及加工成三文鱼肉松作为零食食用。

海虾

海虾蛋白质含量高达 20%，营养价值很高，同时含有丰富的矿物质，如钙、镁、磷、铁等。和禽畜肉类相比，虾类脂肪含量较低，且含较多不饱和脂肪酸。虾体内还含有虾青素，虾青素是一种类胡萝卜素，具有很好的抗氧化作用，对提高免疫力有益。虾的肉质和鱼一样松软鲜嫩，且虾肉容易消化。虾的做法多种多样，可以采用煮、炒、蒸、熘等方式烹调。为了减少营养素流失，建议平时尽量采用蒸或煮的方式烹饪虾，比如白灼虾，既可以较大限度地减少营养素的流失，又可以保留虾的原始鲜味。对虾味比较敏感的儿童，制作时要去除虾线，可减少泥腥味。还可以将虾做成虾泥，与玉米粒、香菇等煎成虾饼或做成虾丸吃。对于大龄儿童，应该学会自己剥虾，掌握一定的生活技能。

鳕鱼

鳕鱼肉质白细鲜嫩，厚实刺少，肉质鲜美，肥而不腻，是世界上捕捞量最大的鱼类之一，通常用来做海味制品。人们常吃的鳕鱼堡、蟹足棒、鱼豆腐都是用鳕鱼做的。实际上，鳕鱼的种类非常多，市面上常见是大西洋鳕鱼、太平洋鳕鱼或明太鱼。这些鳕鱼通常也被称为"真鳕鱼"，高蛋白、低脂肪、汞风险很低。在美国 FDA 给出的鱼类选择建议中，真鳕鱼属于最佳选择（best choices）一栏，也就是每周可以食用 2 ~ 3 次。比较适合儿童的鳕鱼吃法有茄汁鳕鱼块、鳕鱼时蔬炒饭、香煎鳕鱼、鳕鱼鲜虾饼等。

带鱼

带鱼肉嫩体肥，味道鲜美，是南北通吃、老少皆宜的"国民海鲜"。鱼如其名，带鱼看起来跟一条宽腰带差不多，刚捕捞的带鱼，犹如银色皮带，这是一层特殊脂肪形成的"银脂"，也是带鱼鲜味的主要来源之一。越冬时节的带鱼体内囤积大量脂肪，肉质最为肥美。每 100 克带鱼含 17.7 克蛋白质和 4.9 克脂肪。带鱼中的脂肪多为不饱和脂肪酸，对儿童智力发育和提高免疫力有益。此外，带鱼中富含的钙、磷、钾等元素远高于其他鱼类，总体营养价值很高。儿童食用带鱼推荐选择肉质肥厚的品种，除了中间的大骨外，鱼身便无细刺，食用起来也很方便。因为体形似一条带子，带鱼很适合切成段烹调，红烧、家焖、轻煎、清蒸皆可。轻煎带鱼要用不粘锅，锅热后稍微涂抹一层油，小火煎制，待一面成熟后再煎制另一面即可。

鸡翅

　　鸡翅是儿童餐中出现频率最高的蛋白质食物之一，其肉质鲜嫩，口感好，能经得住多种烹饪方式的考验，没有一个小朋友不爱吃鸡翅。鸡翅根据部位不同可分为翅尖、翅中和翅根，其中翅根和翅中肉质肥厚，更受儿童喜爱，也特别适合烹调加工。鸡翅比较常见的做法有卤鸡翅、红烧鸡翅、茄汁鸡翅、可乐鸡翅、蒜香鸡翅、奥尔良鸡翅、咖喱鸡翅等。鸡翅中脂肪含量较高（11.5%），对于超重或肥胖的儿童可以将鸡翅去皮后再制作，也可以采用蒸鸡翅的方式来进行烹调。制作方法很简单，把处理好的鸡翅对半剪开，用生抽、蒜蓉、姜丝、橄榄菜等腌制去腥，然后上锅蒸熟就可以食用了。

瘦肉

　　猪、牛、羊肉中含有丰富的优质蛋白、维生素和矿物质，但由于部位不同，其热量、脂肪、蛋白质等含量差异很大。从营养学上说，猪、牛、羊的里脊肉，猪腿肉，牛腿肉，牛腱子肉，羊腿肉等部位脂肪含量 ≤ 10%，被称为瘦肉。

　　瘦肉中蛋白质含量更高，还富含维生素 A，也是维生素 B_1、维生素 B_{12}、微量元素锌和硒的良好来源。特别值得一提的是，瘦肉是儿童补铁的好食材，铁含量十分丰富：瘦猪肉铁含量为 3.0 毫克 /100 克，瘦牛肉为 2.3 毫克 /100 克，瘦羊肉为 3.9 毫克 /100 克，对防治营养性贫血、提高免疫力至关重要。但肉越瘦口感越容易发柴，所以烹制瘦肉时需要掌握恰当的火候，蒸煮烹炒时间不宜太长。给儿童食用瘦肉，可以做成肉馅或肉丸。瘦肉含氮浸出物，包括肌凝蛋白质、肌肽、肌酸、肌酐、嘌呤、尿素和氨基酸等。这些物质含量较高，做成肉丸、肉馅不但口感会改善很多，味道也更加鲜美。

猪肝

很多家长可能只知道猪肝含铁很高，可以补铁，其实猪肝是个低调的"营养大户"，同样是 100 克猪肝，其重要营养素含量简直是傲视其他食物：含铁 23.2 毫克，维生素 A6502 微克，维生素 B_2 2.02 毫克，锌 3.68 毫克。就补充营养而言，把新鲜猪肝做成汤或者直接炒熟要好于卤制的猪肝。在做猪肝时一定要让其熟透，即猪肝完全变成灰褐色，看不见血丝了才可以吃。较小的儿童还可以用猪肝做成肝泥食用。要注意的是，猪肝中维生素 A 含量较高，吃太多维生素 A 可能会过量。根据儿童对维生素 A 的最大可耐受量，建议学龄前儿童每天不超过 20 克猪肝，学龄儿童每天不超过 30 克猪肝。

彩椒

彩椒不但外观诱人，而且营养丰富、风味独特，吃起来甜甜的，脆爽鲜嫩，亦果亦蔬，搭配食材更让人赏心悦目，儿童餐里经常会看到彩椒的身影。从颜色上看，彩椒有红色、黄色、橙色、紫色、白色、绿色等，这归功于其果实中含有的叶绿素、类胡萝卜素、花青苷和类黄酮等多种色素。不同色素组合和不同含量造就了不同的颜色：当彩椒品种中的类胡萝卜素含量高时表现为橙黄色，类胡萝卜素和花青苷含量高果实就呈红色。颜色越深的彩椒营养价值越高。彩椒是真正的"维生素 C 之王"，每 100 克彩椒含维生素 C 达 104 毫克，对提高人体免疫力以及提高抗病能力有显著效果。彩椒的吃法很多，凉拌或生吃可以最大程度地获取维生素 C，儿童食用时可以把彩椒切成丝或者切成丁，和肉类、菌类等同炒。比较值得推荐的菜肴有彩椒牛肉粒、彩椒炒鸡丁、彩椒炒虾仁、彩椒炒杏鲍菇等。做蛋炒饭时加入彩椒既能提升颜值又可增加营养。

番茄

番茄是红颜色蔬菜的典型代表，番茄中的红色物质番茄红素，其抗氧化作用、清除体内自由基的能力很强，每100克番茄中番茄红素含量高达2.5毫克。番茄也是维生素C、钾、β–胡萝卜素和膳食纤维等营养素的良好来源。番茄吃起来酸酸的，是因为其中含有柠檬酸和苹果酸等有机酸，有开胃和助消化的作用，还能保护维生素C，让其免于被破坏。

番茄生吃口感好，维生素、矿物质和有机酸能很好地保留。对于体重超标的儿童来说，生吃番茄是不错的加餐选择。鲜食番茄对风味要求较高，可以选择樱桃番茄、草莓柿子、串收番茄等小番茄。番茄熟吃时番茄红素更易吸收且美味。儿童餐中最受欢迎的番茄吃法莫过于番茄炒蛋，既简单又有营养。对于儿童来说，万物皆可用番茄炒一炒，其口味和口感都会变得很不一样，番茄炒面、番茄肥牛汤、番茄意面、番茄炒花菜、番茄炒豆腐、番茄炒西葫芦、番茄炒娃娃菜、番茄芝士焗饭等，都是儿童喜欢的菜肴。除了番茄本身，平时烧菜做饭如果觉得番茄味不够足还可以用番茄制品来弥补，常见的番茄制品有番茄酱、番茄沙司、番茄膏、番茄泥……可根据需要进行选择。

胡萝卜

胡萝卜是橙红色蔬菜的代表，因富含胡萝卜素而得名。胡萝卜素是一类黄色或者红色的色素，在很多深绿色、黄色的蔬菜和水果中含量都很丰富。β-胡萝卜素是常见胡萝卜素中的一种，除此之外，还有α-胡萝卜素、γ-胡萝卜素和δ-胡萝卜素，它们都可以转化成维生素A。胡萝卜还是维生素C、钾和膳食纤维的良好来源，特别适合儿童食用。在烹调菜肴时，胡萝卜是一种百搭的食材，可用于各种家常菜肴的配色。有些儿童不爱吃胡萝卜，家长可以把胡萝卜"藏"在食物里，比如做成土豆胡萝卜丝鸡蛋饼、胡萝卜蔬菜丸子，在制作面食时将胡萝卜打成汁和在面粉里，做成胡萝卜馒头、胡萝卜面包等，这些都深受儿童喜爱。个别情况下，孩子因大量食用胡萝卜把皮肤染黄，引起"高胡萝卜素血病"，家长不必特别担心，这是暂时的，过两天就能自行恢复，多喝点水也能加速代谢。

贝贝南瓜

南瓜种类繁多，而人气最高的当数贝贝南瓜——个头玲珑、粉糯绵密、香甜可口。贝贝南瓜单个一般 300～500 克，只有巴掌大小，果面呈灰绿色，果肉金黄，入口细腻，吃起来比普通南瓜更甜。贝贝南瓜中富含类胡萝卜素，不但有 β－胡萝卜素，而且有叶黄素，可以保护视力和视网膜，对眼睛健康很有帮助。与普通南瓜不同，贝贝南瓜热量较高，可溶性糖、淀粉含量较高，可以当成主食吃，直接蒸熟就非常好吃。贝贝南瓜还可以做配菜、煮粥、做甜品和汤羹，蒸、煮、炒、炖、烤都不在话下。在给儿童做面食时，可以先把贝贝南瓜蒸熟之后打成南瓜泥，加入面粉中和面，做成金黄色的面点，如南瓜馒头、南瓜面包、南瓜饼、南瓜水饺等，既好吃又好看，而且更有营养。

西蓝花

西蓝花又叫绿菜花，含较多维生素 C、钙、钾和膳食纤维等。每 100 克西蓝花含维生素 C56 毫克、钙 50 毫克、钾 179 微克和膳食纤维 2.6 克。西蓝花还富含维生素 E、类胡萝卜素、叶黄素、玉米黄质等抗氧化物质，可防止细胞和生物活性分子被氧化损伤。不仅在维持机体正常免疫力方面发挥了作用，而且也有保护视力的作用。除这些营养素之外，西蓝花还含有一种特殊成分——芥子油苷，具有抗癌和调节血脂的作用。

西蓝花口味清淡、爽脆，适合拌沙拉、清炒、蒜蓉炒、肉片炒、白灼、煲汤等各种吃法，如西蓝花炒虾仁、西蓝花炒蘑菇、西蓝花拌木耳、蒜蓉西蓝花等。在儿童餐中，西蓝花经常直接烫熟，作为配菜和装饰，例如，意大利面、排骨饭、牛肉饭中都可以搭配西蓝花一起食用。有些孩子不喜欢直接吃西蓝花，家长可以把西蓝花切碎，放入鸡蛋面糊中，做成西蓝花蛋饼，既营养又美味。西蓝花厚蛋烧也颇受小朋友喜欢，做法是将西蓝花焯好切碎，搭配胡萝卜、彩椒，一起放入打好的蛋液中，加入食盐调味，用不粘锅烙成厚蛋烧的形状即可。

菜花

菜花又叫花椰菜或花菜，呈乳白色。它颜色虽浅，营养价值却很高，不次于西蓝花。菜花是维生素 C、叶酸、维生素 K、胆碱、钾和膳食纤维的良好来源。每 100 克菜花含有蛋白质 2.1 克、维生素 C32 毫克、钾 206 毫克、膳食纤维 2.1 克。这些数值都是蔬菜中的佼佼者。菜花有好几个品种，有的是"紧花"，有的是"散花"，有的颜色深，有的颜色浅，但总体营养价值难分高下。

清炒菜花做法最简单，只需将菜花焯水，然后放入锅中煸炒，出锅时加点蚝油、香油即可。番茄炒菜花是颇受儿童喜欢的一道菜肴，将新鲜番茄炒出汁，再加入焯好的菜花，翻炒均匀后淋入少许番茄酱，茄汁味道十足。在儿童餐中还经常将西蓝花和菜花一起焯水（水中加少许油、盐），作为装饰用。菜花还可以焯水后直接凉拌食用，口味清淡也很受小朋友们欢迎。注意在制作菜花时要适当软烂一些，便于儿童咀嚼。

菠菜

菠菜是蔬菜中的"营养模范生"。它的营养价值很高，富含胡萝卜素、维生素 C、维生素 E、维生素 K、叶酸、钙、钾和膳食纤维等营养素。每 100 克菠菜含有胡萝卜素 2920 微克、维生素 C32 毫克、叶酸 194 微克、钾 311 毫克和膳食纤维 1.7 克。经常食用菠菜可以起到护眼、通便、增强骨骼健康、提高免疫力等作用。

菠菜口感细嫩，特别适合儿童食用，菠菜炒鸡蛋、菠菜蛋花汤、菠菜汆丸子都是适合儿童的做法。菠菜焯水后榨成汁和面，做成菠菜馒头、菠菜面条既有营养又有颜值。菠菜含有较多草酸，草酸不但在肠道会抑制钙、铁等矿物质吸收，进入血液后还会增加患肾结石的风险，所以菠菜烹调前应该先焯水，以去除大部分草酸。

油菜

油菜集三重身份于一身——油菜是绿叶蔬菜的典型代表；维生素 C 含量超过了普通水果；还提供较多 β－胡萝

卜素、叶酸、维生素 B_2、钾、镁、膳食纤维等，营养十分丰富。油菜是补钙蔬菜的代表，钙含量（148毫克／100克）比牛奶还高，且吸收率也不低，堪称蔬菜界的补钙冠军。油菜还是十字花科蔬菜的典型代表，其中的异硫氰酸盐具有一定的抗癌作用。油菜的营养价值之高超乎想象，是最适合儿童的蔬菜推荐。

油菜本身没有什么特殊味道，适合各种吃法，比较经典的菜肴如香菇油菜、蒜炒油菜、鸭血粉丝油菜等。白灼小油菜可以极大地保留营养素，而且菜的味道清爽可口，老少皆宜。儿童餐中建议选择较小棵、更加细嫩的油菜。

香蕉

香蕉香甜软糯，是一种老少皆宜的平民水果。每100克香蕉含胡萝卜素60微克，还含有硫胺素、核黄素、烟酸等B族维生素以及维生素C，是维生素和矿物质的良好来源。和其他常见水果相比，香蕉最特别的地方是其含糖量很高，饱腹感很强，非常适合用来加餐。香蕉还适合加在奶昔里，烘焙中也可以把香蕉捣成泥做成香蕉馅、香蕉派。香蕉无须额外清洗，去皮即可食用，且无核仁，食用起来格外安全，适合各年龄段的儿童。香蕉便于携带，儿童上学、外出等，香蕉都是零食的不二之选。

西瓜

西瓜吃起来很甜，但甜而不腻，清凉爽口，颇受欢迎。西瓜的含糖量并不高，仅 7% 左右，但西瓜中果糖比例较高，所以吃起来格外甜。西瓜特别适合补水，尤其是炎热的夏天，儿童排汗较多，适量食用西瓜既能补水又可以补充维生素矿物质。个别儿童食用西瓜会出现腹泻、胀气等情况，很可能是一次食用过量，果糖摄入超过身体处理能力所导致的果糖不耐受，减少西瓜食用量便可有所缓解。

建议给儿童食用西瓜时要保证其新鲜度，避免吃长时间放置的西瓜。对于体重不足、偏瘦的儿童，食用西瓜要控制数量或者餐后食用，以免影响正餐吃饭。无论儿童大小，吃西瓜的正确方式都是按量切好，大口大口咬着吃，而不是榨成西瓜汁。

哈密瓜

哈密瓜是我国新疆维吾尔自治区的特产，味道香甜清雅，风味独特，瓜肉肥厚，素有"瓜中之王"的美称，深受儿童喜爱。哈密瓜富含维生素 B_1、维生素 B_2、维生素 C 等营养物质。其中，β - 胡萝卜素含量高达 920 微克 /100 克，堪称水果之最，各种维生素和矿物质含量比其他水果有过之而无不及。哈密瓜不但可以直接吃，还可以用来烹调菜肴。哈密瓜炒虾球、哈密瓜炒饭口味清新香甜，对改善儿童挑食很有帮助。

柑橘

柑橘是最常见、最受推崇的水果之一，大小不一、外形各异，但营养价值总体都很高，尤其是 β－胡萝卜素平均含量高达 890 微克／100 克，维生素 C 含量为 28 毫克／100 克。柑橘中还含有较为丰富的类黄酮物质，具有较好的抗自由基作用。砂糖橘、冰糖橙、果冻橙等口味清甜，既可以用于补水，又可以增进儿童食欲。但柑橘类水果不宜一次食用太多。从均衡膳食的角度出发，任何水果都不要大量食用，每天 200～300 克为宜。不建议将新鲜橘子榨汁给儿童喝，橘子汁糖分多，膳食纤维少，饱腹感差。喝果汁有导致发胖和增加糖尿病风险的趋势，还会增加龋齿的风险。

花生

花生是最物美价廉的坚果之一，它富含蛋白质和脂肪，其中不饱和脂肪酸含量比较高，特别是油酸的含量较高，可以降低心脑血管疾病发生的风险。花生还含有丰富的膳食纤维、钙、铁、锌等营养素以及多酚、黄酮、儿茶素、白藜芦醇等生物活性物质，可以改善血脂、抑制炎症等，很多人称之为"长寿果"。

花生有多种吃法，既可以直接生吃，也可以把花生煮熟或者炒熟吃。超市里袋装的花生米以及即食水煮花生非常方便携带，可以作为儿童外出的零食。家庭烹调中花生也有很多用武之地。早晨打豆浆时加入几粒花生，香气更加浓郁，煮粥的时候也可加入花生同煮，花生酱还可以用来涂抹面包，都是儿童比较喜欢的吃法。

板栗

　　板栗，又叫毛栗、油栗，属于坚果类，但其营养成分却与粮食比较接近。熟板栗脂肪含量极低（1.5%），蛋白质含量也不高（4.8%），主要成分是糖类（46%），还富含维生素 A、维生素 C 和钾。有数据显示，每 100 克熟板栗中含有维生素 C36 毫克，不仅高于一般的坚果、粮食，甚至比很多蔬菜水果都要高，对提高免疫力有益。买回来的新鲜栗子最简单的吃法就是水煮，煮好的栗子可以直接吃，也可以和米饭一起蒸熟，还可以用栗子炖肉、炖鸡。如果家里自制面包，还可以将栗子加在面包里。糖炒栗子是颇受儿童喜爱的吃法，栗子肉软糯可口、香甜诱人。此外，超市里出售的袋装板栗也是儿童加餐零食的好选择。

芝麻酱

芝麻酱含有芝麻全部营养成分，如蛋白质、脂肪、维生素（维生素 E、维生素 B_1、烟酸）和矿物质（钙、钾、镁、铁、锌），整体营养价值很高。芝麻酱中钙含量尤其高，每 100 克含钙 1170 毫克，虽然吸收率不及牛奶，但也是补钙的不错选择，吃 1 大勺（约 20 克）芝麻酱，含有约 200 毫克钙。

芝麻酱用于儿童餐最大的好处还不是钙含量高，而是它美味可口。它可以用于各种烹调中，如用来拌面条、做花卷、烙饼，做三明治，蘸面包等，都是口味一流。对于挑食或偏瘦的儿童，不妨在制作餐食时试一试芝麻酱调味，一定会让儿童胃口大开。要提醒的是，对于超重、肥胖的儿童，不要吃太多芝麻酱，否则影响体重管理。

番茄酱

番茄酱是新鲜番茄的酱状浓缩制品。在番茄成为番茄酱的过程中，营养也被进一步浓缩。优质番茄酱中番茄红素的含量是新鲜番茄的 2 ～ 3 倍。番茄红素是一种存在于番茄中的类胡萝卜素，具有较强的抗氧化作用，有助于清除体内的自由基。

常见的番茄酱主要有两大类别，一类是纯的未进行任何调味的番茄酱，另一类是再次调味的番茄沙司（也叫番茄调味酱）。这两种酱在口感、味道上有明显差异。纯的番茄酱原汁原味、口感偏酸，常用于烹调做菜，增加菜肴风味，促进食欲。而番茄沙司则口感柔和、口味偏甜，经常直接食用，譬如蘸薯条等，可根据需要合理选择。对于儿童来说，"万物都可搭配番茄酱"，比如番茄沙司可以代替大酱作为煮鸡蛋的蘸料，可以代替沙拉酱涂抹面包。番茄酱可以炒菜花、炖牛肉、做意大利面酱、焖鸡翅、煎三文鱼等，营养又美味。

海苔／紫菜

海苔是小朋友们都喜欢的零食，即便在成人零食中，海苔也占据一定的地位。海苔是由紫菜加工而成的，紫菜烤熟之后，质地变得脆嫩，加入油脂、盐等进行调味，就变成美味的海苔。紫菜营养价值十分丰富，每 100 克干紫菜含蛋白质 26.7 克、膳食纤维 21.6 克、胡萝卜素 1370 微克、钙 264 毫克、铁 54.9 毫克、钾 1796 毫克和碘 4323 微克。海苔的营养价值亦差不多。适量食用紫菜或者海苔对于儿童的生长发育和提高免疫力很有帮助。

日常烹调可以在煲汤、做馅时适量使用紫菜，有益于增加菜肴鲜味。海苔则更适合作为零食加餐食用，还有一些海苔里加入芝麻、杏仁片、核桃碎等坚果，也非常值得推荐。有些海苔中盐含量比较高，选择时要选择淡口味的海苔零食。

混合坚果

坚果是很健康的零食，儿童加餐中少不了各种各样的坚果。坚果中含有丰富的蛋白质、多不饱和脂肪酸、磷脂、维生素 E、钾、锌等营养素，以及多酚、黄酮类保健成分。常见的有核桃、开心果、松子、瓜子、榛子、夏威夷果等。很多商家把这些坚果混合做成"每日坚果"，每包含坚果 10 ~ 20 克，有的还会加入少许果干，是特别值得推荐的儿童零食。选择混合坚果时要注意选择原味的坚果，减少油、盐、糖的摄入。除了作为零食吃，坚果还可以拌在各种凉拌蔬菜里，或拌在酸奶、燕麦粥里。

补充剂（益生菌、维生素 D、维生素 C、钙、锌、鱼油）

对于已经存在营养素缺乏或饮食无法满足营养需求的儿童，可以在临床医生或营养师的指导下，合理选择一些复合营养素、维生素 D、维生素 C、钙、铁、锌以及鱼油等营养补充剂，以便帮助儿童提高免疫力。

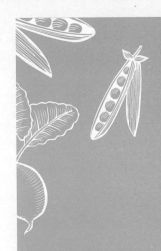

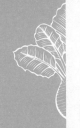

第四章

增强
免疫力的
四格营养餐
食谱

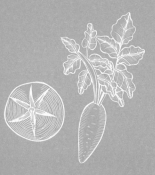

为了更好地帮助家长落实提高儿童免疫力的四格配餐，本章给出 2 周儿童四格营养餐示范食谱。第一周食谱按照每天摄入能量 1400 千卡设计（表 4-1 ～ 表 4-9），适合体重正常的 5 ～ 6 岁男童；第二周食谱按照 1800 千卡设计（表 4-10 ～ 表 4-18），适合体重正常的 10 岁男童。女童可根据实际情况适量减少。其他儿童可以结合年龄、性别、体重、身高、身体活动强度等情况增减食物，以适应儿童的能量消耗。

　　读者使用本章示范食谱时，要注意：

　　①食谱所列食物重量一般指可食部分的生重，不是熟

重，也不包括皮、壳和骨头等不可食用的部分。实践中较方便的做法是直接称量处理好的、生的食物的可食部。

②食谱中的食材可以酌情替换，不一定非得一样不差地照做，以适应地域、季节和个人偏好。但必须是同类替换，即蔬菜替换蔬菜，水果替换水果，主食替换主食，奶类替换奶类，蛋白质食物（鱼肉蛋类）替换蛋白质食物，而且替换时的重量也要大致相等。

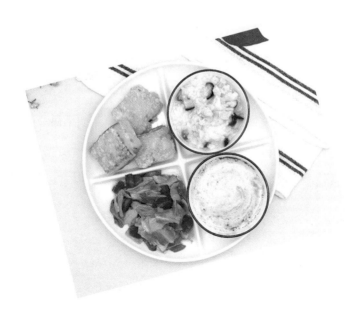

表 4-1　儿童四格营养餐食谱（第 1 周第 1 天早餐）

四格	菜肴名称	配料	用量（克）
S	香菇三文鱼粥	大米	20
		香菇	10
		三文鱼	15
P	鸡蛋芝士小方	鸡蛋	30
		面粉	15
		芝士	10
		植物油	3
V	番茄牛心菜	牛心菜	70
		番茄	50
		植物油	3
X	草莓奶昔	纯牛奶	150
		草莓	100
上午加餐		酸奶	100

儿童早餐既要保证营养摄入充足，又要均衡搭配，培养儿童养成重视早餐的习惯。

主食、奶类、蛋类以及新鲜蔬菜是儿童早餐不可或缺的部分。准备早餐时要尽量落实这四类食物，引导他们有针对性地选择食物。正餐之外可以在上午补充酸奶、水果等作为加餐。

主食（S格）香菇三文鱼粥，在煮粥时加入三文鱼丁和香菇丁，可以提升粥的营养和口味。蛋白质食物（P格）鸡蛋芝士小方在摄入鸡蛋的同时增加一部分奶制品芝士的摄入，对提高免疫力很有帮助。蔬菜（V格）番茄牛心菜口感熟烂、口味酸甜，能够提供丰富的维生素和矿物质，还可促进食欲。补充食材（X格）草莓奶昔提供蛋白质、维生素、矿物质等营养素，也可以将草莓作为加餐单独食用。

烹饪方法与注意事项

① 香菇三文鱼粥：大米淘洗干净，加入适量水，待水烧开后加入切好的三文鱼丁、香菇丁，熬至软烂。出锅前加入少许白胡椒粉、香葱碎调味即可。

② 鸡蛋芝士小方：切片面包切成合适大小的方块，在两片面包中间夹上芝士片，外面裹上鸡蛋液。热锅入油，将裹好蛋液的面包煎至两面金黄即可。

③ 番茄牛心菜：牛心菜洗净掰成小块，番茄切块，备用。热锅入油，蒜蓉爆锅，加入番茄翻炒至出沙，加入牛心菜，翻炒均匀，加入生抽调味即可。

④ 草莓奶昔：将新鲜草莓和纯牛奶混合在一起，用料理机打成浆即可。

表 4-2 儿童四格营养餐食谱（第 1 周第 1 天午餐）

四格	菜肴名称	配料	用量（克）
S	青豆玉米粒米饭	大米	30
		玉米粒	15
		豌豆	15
		胡萝卜	15
P	胡萝卜焖鸡翅	鸡翅	60
		胡萝卜	50
		植物油	4
V	水煮油菜	油菜	80
		植物油	2
X	爱心豆腐	豆腐	50
		胡萝卜	30
下午加餐		纯牛奶	100
		坚果	10

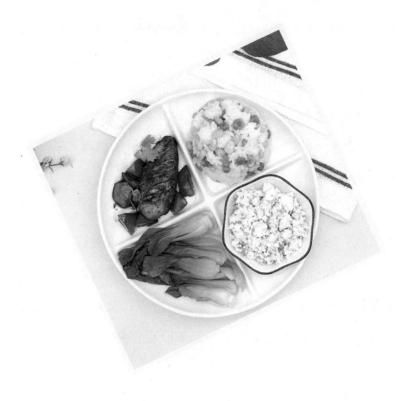

儿童营养餐除了要保证营养，还要兼顾口味和颜值，讲究荤素搭配和粗细搭配。

在制作儿童午餐时，可以按照"四格"方式来准备原料食材，即主食、蛋白质食物、蔬菜和补充食材，但在烹饪时可以不拘泥于"四格",将食物混合在一起制作也是可以的。

主食（S格）青豆玉米粒米饭是一款特别适合儿童的主食搭配，玉米粒、青豆既能满足增加粗杂粮摄入的需要，又增加了菜肴颜值，颇受孩子喜欢。蛋白质食物（P格）鸡翅是儿童餐中常用的食材，也可以换成净排骨、羊肉等。蔬菜（V格）水煮油菜既可以单独制作，也可以和胡萝卜焖鸡翅一起炖煮。补充食材（X格）换种方式做豆腐，将豆腐碎、胡萝卜碎一起调味食用，培养儿童食用豆制品的习惯。下午或晚上加餐，纯牛奶100克、坚果10克。

烹饪方法与注意事项

① 青豆玉米粒米饭：青豆、玉米粒和大米一起淘洗干净，加适量水，放入电饭锅，选择杂粮米功能将所有食材煮熟即可。

❷ 胡萝卜焖鸡翅：鸡翅清洗干净划十字花刀，胡萝卜切块，备用。热锅入油，加葱、姜爆锅，加入鸡翅翻炒至表面成熟，然后加入生抽、蚝油、水，水开后加入胡萝卜，炖煮至鸡翅软烂，大火收汁，撒上香菜即可出锅。

❸ 水煮油菜：油菜清洗干净，起锅烧水，水沸腾后加入少量油、盐，然后加入油菜翻匀，调成小火，盖锅盖焖煮 1 分钟，捞出油菜加生抽、橄榄油调味即可食用。

❹ 爱心豆腐：豆腐捏碎，胡萝卜用料理机打碎，二者混合后加入少许酱油、鸡粉调味即可。

表 4-3　儿童四格营养餐食谱（第 1 周第 1 天晚餐）

四格	菜肴名称	配料	用量（克）
S	莜面鱼鱼	莜麦面	60
		番茄	40
		植物油	2
P	韭黄炒虾仁	虾仁	50
		韭黄	40
		植物油	2
V	蒸罗马生菜	罗马生菜	80
		植物油	2
X	肉末西蓝花	西蓝花	50
		肉末	20
		植物油	2

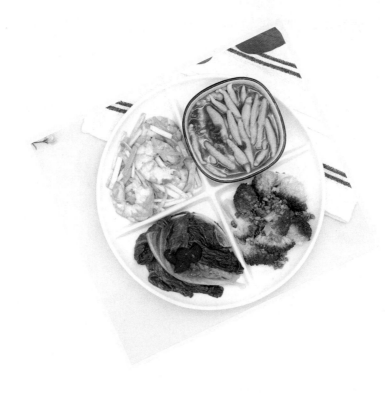

　　儿童晚餐要搭配得丰富一些，选择孩子比较喜欢的食材，但烹调方式要清淡、少盐、少油腻。这些原则也适合家中老人和其他成员，全家人可以和儿童吃同样的食物，不必单独制作。对于低龄儿童，要将大块食物切碎，蔬菜要做得稍微软烂一些，这样可以帮助他们更好地享用食物。

主食（S格）莜面鱼鱼主要原料是莜麦面，是一种全谷物，比白面更有营养，口感筋道，备受儿童喜欢。蛋白质食物（P格）虾仁可以选择河虾仁，也可以选择海虾。河虾仁口感脆嫩更有益于儿童咀嚼。蔬菜（V格）罗马生菜采用蒸的方式制作，可以更好地保留蔬菜的营养，且蔬菜口感也更加软烂，用番茄酱调味即可。补充食材（X格）西蓝花中加入肉末，二者混合在一起，特别适合不太喜欢单独吃肉的儿童。

烹饪方法与注意事项

① 莜面鱼鱼：用开水和莜麦面，揉成光滑面团，用双手把面团搓成长条，然后捏成一个一个小面块。将小面块搓成两头尖尖的长条形状，即鱼的形状，边搓边放到锅里，水开后小火慢煮至熟，捞出备用。番茄去皮切丁，备用。

热锅入油，加葱、蒜爆锅，然后加入番茄丁，大火翻炒至番茄出汁，加入两碗水，水烧开后加入煮好的莜面鱼鱼，小火煮 5 分钟，加入盐、葱花即可出锅。

❷ 韭黄炒虾仁：韭黄清洗干净，切段，虾仁焯水，备用。热锅入油，加葱、姜爆锅，倒入虾仁，翻炒至虾仁变色，加入韭黄翻炒均匀，出锅前加生抽调味即可。

❸ 蒸罗马生菜：罗马生菜洗净后沥干水分，放入盘中。锅内烧水，水烧开后将生菜盘放入蒸屉蒸 3 分钟，出锅后淋入少许番茄酱或生抽即可食用。

❹ 肉末西蓝花：西蓝花掰成小朵焯水过凉，肉切末，备用。热锅入油，加葱、姜爆锅，加入肉末翻炒至熟，加入西蓝花翻炒片刻，出锅前淋入生抽翻炒均匀即可。

表4-4　儿童四格营养餐食谱（第1周第2天）

餐次	四格	菜肴名称	配料	用量（克）
早餐	S	南瓜小米粥	南瓜	20
			小米	10
	P	煎蛋饺	全麦面粉	30
			鸡蛋	50
			香菇	20
			瘦肉	15
			植物油	3
	V	清炒乌塌菜	乌塌菜	70
			植物油	3
	X	奶类	酸奶	150
午餐	S	螺丝面	螺丝面	50
	P	酱排骨	排骨	40
			植物油	2
	V	清炒小白菜	小白菜	70
			植物油	2
	X	肉末豇豆	豇豆	80
			猪里脊肉	20
			植物油	2

餐次	四格	菜肴名称	配料	用量（克）
晚餐	S	二米饭	大米	30
			小米	20
	P	彩椒炒鸡丁	鸡胸肉	50
			彩椒	40
			植物油	3
	V	麻酱拌菠菜	菠菜	70
			芝麻酱	10
	X	番茄炒金针菇	金针菇	50
			番茄	50
			植物油	3
上午加餐		奶类	酸奶	100
下午或晚上加餐		坚果	混合坚果	10
		水果	葡萄	100

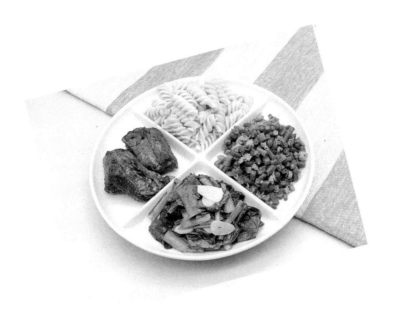

提高免疫力的推荐食材

主食：南瓜、小米、螺丝面。

蛋白质食物：鸡蛋、排骨、鸡胸肉、猪里脊肉。

蔬菜：番茄、彩椒、小白菜、乌塌菜、菠菜。

补充食材：金针菇、酸奶、混合坚果、葡萄。

烹饪方法与注意事项

① 煎蛋饺：香菇和肉调好馅后包成小饺子，备用。不粘锅加热后倒入少量油，摆入饺子，要留有空间，小火慢煎，煎至饺子底金黄，倒入半小碗热水，盖上锅盖，小火蒸至水所剩无几，淋入蛋液，小火煎制，待蛋液稍微凝固撒上葱花、香菜、芝麻即可出锅。

② 酱排骨：排骨洗净，锅中加入水、葱、姜、料酒，放入排骨焯水，备用。热锅入油，葱、姜爆锅，加入排骨、料酒继续翻炒，再加入黄豆酱、冰糖、老抽、生抽，八角、花椒翻炒均匀，炒出香味后加入清水，大火烧开 5 分钟左右转中小火炖煮 40 ～ 60 分钟，最后大火收汁即可。

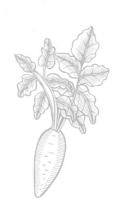

❸ 番茄炒金针菇：金针菇洗净去掉根部，切段，番茄切块，备用。热锅入油，蒜片爆锅，加入番茄丁、番茄酱翻炒 1 ~ 2 分钟，加入金针菇翻炒均匀，加入 1 小碗清水，开锅后炖煮 5 分钟左右，加盐少许，大火收汁即可出锅。

表 4-5　儿童四格营养餐食谱（第 1 周第 3 天）

餐次	四格	菜肴名称	配料	用量（克）
早餐	S	紫菜饭团	大米	30
			玉米粒	15
			胡萝卜	10
			紫菜	4
	P	厚蛋烧	鸡蛋	50
			橄榄油	2
	V	清炒红菜薹	红菜薹	80
			植物油	2
	X	香蕉奶昔	香蕉	70
			牛奶	150

餐次	四格	菜肴名称	配料	用量（克）
午餐	S	奶香小馒头	全麦面粉	50
			牛奶	50
	P	清炖牛肉	牛肉	70
	V	蒜蓉炒茼蒿	茼蒿	80
			胡萝卜	20
			植物油	4
	X	番茄炒菜花	菜花	40
			番茄	40
			植物油	4
晚餐	S	玉米楂米饭	玉米楂	20
			胚芽米	30
	P	三文鱼虾丸汤	海虾	30
			三文鱼	30
			植物油	3
	V	彩椒炒莴笋	莴笋	40
			彩椒	40
			植物油	3
	X	口蘑烧豆腐	口蘑	60
			豆腐	40
			植物油	3

餐次	四格	菜肴名称	配料	用量(克)
上午加餐		坚果	烤大杏仁	10
下午或晚上加餐		草莓酸奶	酸奶	150
			草莓	100

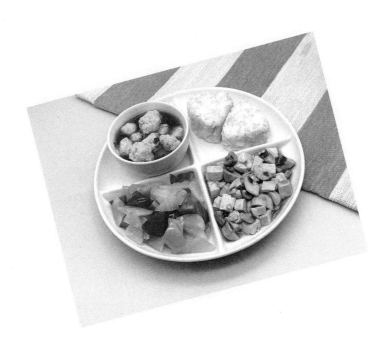

提高免疫力的推荐食材

主食：玉米粒、玉米楂、全麦面粉。

蛋白质食物：鸡蛋、海虾、三文鱼、牛肉、豆腐。

蔬菜：彩椒、莴笋、菜花、番茄、茼蒿、红菜薹。

补充食材：酸奶、大杏仁、草莓、香蕉、牛奶、口蘑。

烹饪方法与注意事项

① 紫菜饭团：胡萝卜用礤板擦碎，紫菜用烤箱烤干，玉米粒煮熟，备用。大米饭中拌入胡萝卜碎、紫菜碎、玉米粒，倒入少许香油，撒入少许盐，拌匀，团成饭团即可。

② 三文鱼虾丸汤：把三文鱼和海虾分别切碎打成泥，加入少量盐、鸡粉调味，将二者混合在一起搅拌上劲，用手挤成大小合适的丸子，放入开水中氽汤，丸子熟后加盐、香菜调味即可。

❸ 口蘑烧豆腐：口蘑洗净切片，北豆腐切成小块，备用。热锅入油，葱、姜爆锅，加入口蘑炒2分钟左右，加入豆腐翻炒均匀，生抽、蚝油兑少量水，淋入锅中，翻炒片刻即可出锅。

表 4-6　儿童四格营养餐食谱（第 1 周第 4 天）

餐次	四格	菜肴名称	配料	用量（克）
早餐	S	燕麦玉米粒饼	燕麦	40
			玉米粒	20
	P	胡萝卜厚蛋烧	鸡蛋	50
			胡萝卜	10
			植物油	3
	V	木耳拌黄瓜	水发木耳	20
			黄瓜	60
			植物油	3
	X	落花生鲜奶	牛奶	150
			新鲜花生	10

餐次	四格	菜肴名称	配料	用量（克）
午餐	S	二米饭	大米	30
			小米	20
	P	清蒸鲈鱼	海鲈鱼	60
	V	彩椒炒荷兰豆	荷兰豆	40
			彩椒	40
			植物油	3
	X	素炒大白菜	大白菜	50
			水发木耳	15
			胡萝卜	15
			植物油	3
晚餐	S	二米饭	小米	20
			大米	30
	P	羊肉丸子汤	羊肉	50
			洋葱	20
			植物油	3
	V	香菇烧油菜	鲜香菇	40
			油菜	60
			植物油	3

餐次	四格	菜肴名称	配料	用量（克）
晚餐	X	菠菜豆腐猪肝汤	猪肝	20
			豆腐	20
			菠菜	30
			植物油	3
上午加餐		水果	杧果	100
下午或晚上加餐		酸奶燕麦杯	酸奶	150
			燕麦	20

提高免疫力的推荐食材

主食：小米、燕麦、玉米粒。

蛋白质食物：鸡蛋、羊肉、鲈鱼、豆腐。

蔬菜：洋葱、菠菜、香菇、油菜、彩椒、荷兰豆、大白菜、木耳。

补充食材：猪肝、牛奶、花生、酸奶、杧果。

烹饪方法与注意事项

① 胡萝卜厚蛋烧：胡萝卜擦成丝，锅中加水烧开，放入胡萝卜丝焯熟；鸡蛋打散，加入牛奶搅拌均匀，倒入胡萝卜丝。平底锅加热，倒少许油，淋入蛋液，快凝固时卷起，放在一边，重复倒入蛋液，再卷起。

② 清蒸鲈鱼：鲈鱼清洗干净，鱼身表面均匀划几刀，加葱、姜、料酒腌制20分钟。取一个长盘铺少许姜丝，将鱼放在姜丝上，表面再加少许姜丝，备用。起锅加水，将鱼放入蒸屉，上汽后蒸8～10分钟，关火，取出蒸熟的鱼。另起锅，加入适量油，姜丝、蒜片爆香后淋入蒸鱼豉油，趁热浇在鱼身上即可。

③ 羊肉丸子汤：洋葱切碎，羊肉剁成泥，加入生粉、酱油、芝麻油。将洋葱末、蒜末与羊肉混合，并加入适量温水，向一个方向搅打上劲儿，将做好的肉馅搓成丸子。烧开水下入肉丸子，煮熟，加入盐、葱花调味即可。

④ 菠菜豆腐猪肝汤：新鲜猪肝清洗干净后沥干水分，切成薄片，北豆腐切块，菠菜焯水，备用。热锅入油，葱、蒜爆锅，加入猪肝，翻炒至猪肝变色，加入豆腐、菠菜翻炒均匀，加入 1 碗水，开锅后中小火炖 2 ~ 3 分钟，加盐、香菜调味即可出锅。

表 4-7　儿童四格营养餐食谱（第 1 周第 5 天）

餐次	四格	菜肴名称	配料	用量（克）
早餐	S	土豆泥芝士小饼	面粉	30
			土豆	30
			芝士	10
	P	虾蔬鸡蛋卷	虾仁	20
			鸡蛋	50
			黄瓜	20
			胡萝卜	20
			植物油	2

餐次	四格	菜肴名称	配料	用量（克）
早餐	V	圆白菜炒木耳	圆白菜	50
			水发木耳	20
			植物油	2
	X	奶类	酸奶	200
午餐	S	玉米楂米饭	玉米楂	20
			大米	30
	P	土豆烧牛肉	牛肉	70
			马铃薯	40
			植物油	3
	V	蒜泥生菜	生菜	70
			植物油	3
	X	番茄炒菜花	菜花	40
			番茄	40
			植物油	3
晚餐	S	南瓜小馒头	南瓜	50
			全麦面粉	60
	P	番茄炖鳕鱼	鳕鱼	70
			番茄	40
			植物油	3
	V	水煮小油菜	小油菜	80

餐次	四格	菜肴名称	配料	用量(克)
晚餐	X	角瓜丝炒胡萝卜	西葫芦	50
			胡萝卜	30
			植物油	3
上午加餐		水果	草莓	100
下午或晚上加餐		奶类	酸奶	100
		其他	全麦面包	40

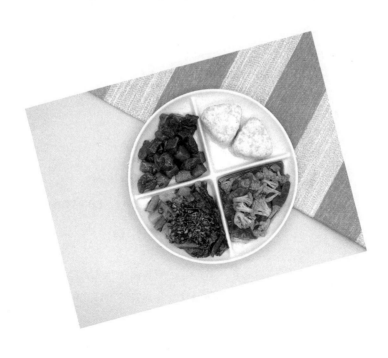

提高免疫力的推荐食材

主食：土豆、玉米楂、南瓜、全麦面粉。

蛋白质食物：鸡蛋、虾仁、牛肉、鳕鱼。

蔬菜：圆白菜、生菜、菜花、小油菜、胡萝卜、木耳。

补充食材：酸奶、草莓、全麦面包。

烹饪方法与注意事项

① 土豆泥芝士小饼：土豆蒸熟后捣成泥，加入一大勺面粉，以及适量水和少许盐，搅拌至糊状。开小火，锅内加少许油，倒入调好的面糊，撒上芝士丝，盖好盖子，加入少许水，用蒸汽焖熟即可。

② 虾蔬鸡蛋卷：虾仁焯熟后切成小丁，黄瓜洗净后切成小丁，菠菜焯水后切碎，胡萝卜切丁后焯水，备用。将鸡蛋和上述备用食材混合，搅拌均匀。热锅入油，倒入蛋

糊，两面煎熟，卷起，切成小段即可。

❸ 番茄炖鳕鱼：鳕鱼解冻后放入适量黑胡椒粉、食盐腌制半小时，番茄切小块，备用。热锅入油，把鳕鱼块煎至两面微微金黄，盛出。另热锅入油，倒入番茄，炒出汤汁，加番茄酱、盐，再加1小碗水，煮开，放入鳕鱼，小火炖10分钟即可。

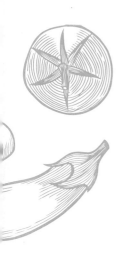

表 4-8　儿童四格营养餐食谱（第 1 周第 6 天）

餐次	四格	菜肴名称	配料	用量（克）
早餐	S	疙瘩汤	全麦面粉	50
	P	香菇蒸蛋羹	香菇	20
			鸡蛋	50
			植物油	2
	V	蒜泥海带丝	海带丝	60
			植物油	2
	X	牛奶	牛奶	200
午餐	S	玉米粒饭	玉米粒	40
			大米	50
	P	三杯鸡	鸡肉	60
			油菜	40
			植物油	3
	V	蒜蓉西蓝花	西蓝花	80
			植物油	3
	X	油菜虾皮汤	油菜	50
			虾皮	3
			植物油	3

餐次	四格	菜肴名称	配料	用量(克)
晚餐	S	玉米粒饭	玉米粒	30
			大米	50
	P	京酱肉丝	猪里脊肉	60
			植物油	3
	V	豆腐皮配蔬菜	黄瓜	30
			胡萝卜	20
			干豆腐皮	20
			生菜	30
	X	小白菜肉末汤	小白菜	80
			肉末	20
			植物油	2
上午加餐		猕猴桃酸奶	猕猴桃	100
			酸奶	100
下午或晚上加餐		坚果	核桃	10

烹饪方法与注意事项

① 三杯鸡：鸡肉切块，油菜清洗干净，备用。烧一锅开水，将鸡肉、姜片、葱段放入水中焯烫 2 分钟，鸡肉变色即可捞出。另热锅入油，放整粒大蒜爆锅，加入蚝油、米酒炒匀，加入鸡肉、油菜和 1 碗清水，大火烧开后改小火炖煮，收汁前放入新鲜罗勒叶稍微翻炒即可出锅。

② 蒜蓉西蓝花：西蓝花切成小朵，洗净。锅中放水，水中加几滴油和少量盐，加入西蓝花，待西蓝花煮至六成

熟时捞出。热锅入油，蒜末爆香，加入西蓝花、生抽翻炒均匀即可出锅。

❸ 京酱肉丝：这道菜的传统做法是先将瘦肉丝用油滑一下再进行制作。这里改用"水滑"，即在瘦肉丝中加入蛋清和少许淀粉抓拌 1 分钟，使肉丝上浆，再下沸水（水中加入少许油）锅中轻轻滑烫肉丝，肉丝熟后捞出。搭配肉丝的配菜可以根据个人喜好选择黄瓜、生菜等。

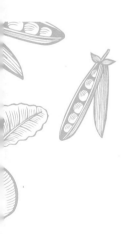

表 4-9　儿童四格营养餐食谱（第 1 周第 7 天）

餐次	四格	菜肴名称	配料	用量（克）
早餐	S	双色馒头	全麦面粉	40
			南瓜	30
			紫薯	30
	P	番茄炒鸡蛋	番茄	40
			鸡蛋	50
			植物油	2
	V	白灼芥蓝	芥蓝	70
			植物油	2
	X	奶类	酸奶	150
午餐	S	藜麦米饭	藜麦	20
			大米	40
	P	彩椒炒牛柳	牛里脊肉	50
			彩椒	50
			植物油	3
	V	木耳炒韭黄	韭黄	50
			水发木耳	15
			胡萝卜	15
			植物油	3

餐次	四格	菜肴名称	配料	用量（克）
午餐	X	香干炒蒜薹碎	蒜薹	60
			香干	20
			植物油	3
晚餐	S	藜麦米饭	藜麦	20
			大米	40
	P	蒜蓉开背虾	海虾	70
			娃娃菜	60
			植物油	3
	V	口蘑炒油菜	鲜口蘑	40
			油菜	50
			植物油	3
	X	拌黄瓜	黄瓜	80
			植物油	2
上午加餐		烤面包	全麦切片面包	40
下午或晚上加餐		坚果	混合坚果	10

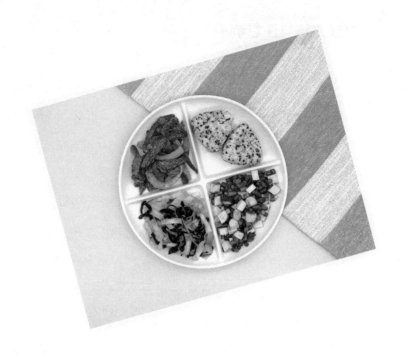

提高免疫力的推荐食材

主食：南瓜、紫薯、藜麦、全麦面粉。

蛋白质食物：鸡蛋、牛里脊肉、香干、海虾。

蔬菜：芥蓝、番茄、彩椒、木耳、口蘑、油菜。

补充食材：混合坚果、全麦切片面包、酸奶。

烹饪方法与注意事项

① 香干炒蒜薹碎：蒜薹切碎，香干切片，备用。热锅入油，姜、蒜爆锅，先放入蒜薹翻炒片刻，再放入香干一起翻炒，直到蒜薹变软，加入盐、生抽等调味即可出锅。

② 蒜蓉开背虾：海虾清洗干净后开背去除虾线，备用。娃娃菜清洗干净，沥干水分，放入盘中垫底，把虾背朝上平整摆放在娃娃菜上，蒜蓉、油混合后浇在虾背上，起锅烧水，上汽后蒸 5～8 分钟即可。

③ 口蘑炒油菜：新鲜口蘑洗净后切片，油菜洗净，备用。热锅入油，葱、蒜爆锅，加入口蘑翻炒，待口蘑稍微变软后加入油菜翻炒 1～2 分钟，最后加入盐调味即可出锅。

表 4–10　儿童四格营养餐食谱—周营养分析

指标 能量及核心营养素摄入量	实际摄入量	推荐摄入量	实际摄入量达到 推荐量百分比
能量（kcal）	1411	1400	
碳水化合物供能比（%）	50%	50% ~ 65%	
蛋白质（%）	21%	15% ~ 20%	
脂肪供能比（%）	29%	20% ~ 30%	
维生素矿物质营养素摄入量			
维生素 A（μg）	474	360	131.7%
维生素 C（mg）	161.5	50	323.0%
维生素 D（ug）	9.8	10	98.0%
叶酸（ug）	345	190	181.6%
维生素 B_1（mg）	1.16	0.8	145.0%
维生素 B_2（mg）	1.16	0.7	165.7%
钙（mg）	792	800	99.0%
铁（mg）	18.1	10	181.0%
锌（mg）	9.6	5.5	175.8%
硒（ug）	57.8	30	192.9%
镁（mg）	314.1	160	196.3%
三餐能量			
早餐（kcal）	403		
午餐（kcal）	402		

指标	实际摄入量	推荐摄入量	实际摄入量达到推荐量百分比
能量及核心营养素摄入量			
晚餐（kcal）	408		
加餐（合计）（kcal）	197		

评价结论

1.本食谱平均每日能量为 1411 千卡，适合 5 ~ 6 岁男童，其他儿童可根据年龄、身高、体重适量增减食物，并定期监测体重。

2.维生素 A、维生素 D、维生素 C、维生素 B_1、维生素 B_2、叶酸、钙、铁、镁、锌、硒等均达到推荐量的 90% 以上，能够充分满足提高免疫力的营养所需。

3.食谱中使用了多种对儿童免疫力提升有益且颇受儿童欢迎的食材，如南瓜、紫薯、胚芽米、绿叶蔬菜、鸡翅、排骨、鱼、虾、蛋类和大豆制品等食物。

4.食谱加餐多采用奶类、坚果及水果，可根据个人情况增减加餐。

5.烹调油推荐使用亚麻籽油、核桃油、橄榄油等多种植物油，全天不超过 25 克；全天用盐量不超过 5 克。

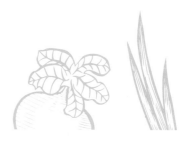

表 4-11　儿童四格营养餐食谱（第 2 周第 1 天）

餐次	四格	菜肴名称	配料	用量（克）
早餐	S	豆沙包	面粉	35
			红豆	15
	P	鸡蛋饼	鸡蛋	60
			全麦面粉	20
			玉米粒	10
			植物油	3
	V	凉拌芹菜苗	芹菜苗	70
			胡萝卜	30
			植物油	3
	X	奶类	酸奶	150
午餐	S	紫薯米饭	大米	70
			紫薯	50
	P	茄汁鸡翅	鸡翅	50
			番茄	40
			植物油	2
	V	清炒豌豆苗	豌豆苗	80
			植物油	2

餐次	四格	菜肴名称	配料	用量（克）
午餐	X	猪肝炒韭菜	猪肝	30
			韭菜	50
			植物油	2
晚餐	S	藜麦米饭	藜麦	20
			大米	50
	P	轻煎三文鱼	三文鱼	70
			植物油	3
	V	水煮菜心	菜心	100
			植物油	3
	X	海带丝豆腐汤	海带	50
			豆腐	50
			植物油	4
上午加餐		坚果	核桃	10
			开心果	5
		奶类	牛奶	200
下午或晚上加餐		水果	哈密瓜	150

主食: 藜麦、全麦面粉、红豆、玉米粒、紫薯。

蛋白质食物: 鸡翅、三文鱼、豆腐、鸡蛋。

蔬菜: 菜心、豌豆苗、芹菜苗、番茄、海带。

补充食材: 哈密瓜、核桃、开心果、牛奶、猪肝、酸奶。

烹饪方法与注意事项

❶ 茄汁鸡翅:番茄洗净切丁,鸡翅洗净,用刀在鸡翅上划两刀,将鸡翅放入碗中,加入料酒、盐、姜片、蒜片腌制 30 分钟,备用。热锅入少许油,放入鸡翅,用中小火将鸡翅煎至两面微微金黄,放入番茄、生抽、白糖、番茄酱翻炒均匀,加入适量清水,盖上锅盖焖煮约 10 分钟,待汤汁浓稠后即可出锅。

❷ 清炒豌豆苗:豌豆苗去掉老茎部分,洗净,备用。

热锅入油，蒜片爆香，将豌豆苗放入锅中，大火快炒 1 ～ 2 分钟，加生抽调味即可出锅。

③ 轻煎三文鱼：三文鱼洗净，用厨房纸吸干三文鱼表面的水分，挤上少许柠檬汁去腥，均匀地抹上盐，腌制 3 ～ 5 分钟。不粘锅中加入少许油，锅热后加入三文鱼，煎至两面金黄，装盘，食用前撒上黑胡椒碎即可。

④ 水煮菜心：菜心清洗干净，起锅烧水，加入少许油、盐，水沸后加入菜心焯烫 1 分钟，捞出来控干水分，淋入生抽调味即可。

⑤ 海带丝豆腐汤：豆腐切小块，海带切丝，备用。热锅入油，葱、姜爆锅，加入水、海带丝、豆腐块，水开后小火炖煮 10 分钟，加生抽、鸡粉调味即可。

表4-12　儿童四格营养餐食谱（第2周第2天）

餐次	四格	菜肴名称	配料	用量（克）
早餐	S	即食燕麦粥	燕麦片	40
			小麦胚芽粉	20
	P	番茄炒蛋	鸡蛋	50
			番茄	50
			植物油	4
	V	麻酱菠菜	菠菜	100
			芝麻酱	10
	X	奶类	酸奶	150
午餐	S	南瓜米饭	大米	70
			贝贝南瓜	50
	P	鸡胸肉炒杏鲍菇	鸡胸肉	70
			杏鲍菇	50
			植物油	4
	V	凉拌蔬菜沙拉	奶油生菜	80
			圣女果	20
			植物油	3

餐次	四格	菜肴名称	配料	用量（克）
午餐	X	番茄烧豆腐	番茄	60
			豆腐	40
			植物油	3
晚餐	S	全麦馒头	全麦面粉	70
	P	蒲烧鳗鱼	鳗鱼	70
	V	虾仔焗罗马生菜	罗马生菜	80
			干虾仔	30
			植物油	3
	X	紫菜丝瓜汤	丝瓜	50
			紫菜	3
			植物油	3
上午加餐		奶类	脱脂牛奶	200
下午或晚上加餐		水果	猕猴桃	150
		坚果	瓜子	10

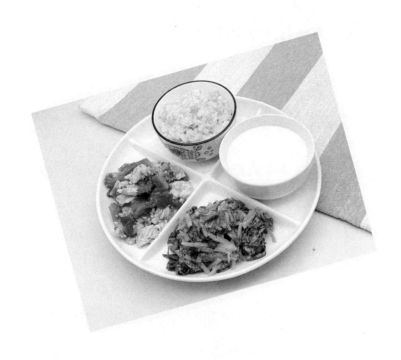

提高免疫力的推荐食材

主食：燕麦片、贝贝南瓜、全麦面粉。

蛋白质食物：鸡胸肉、鳗鱼、豆腐、鸡蛋、酸奶、牛奶。

蔬菜：罗马生菜、番茄、圣女果、菠菜。

补充食材：小麦胚芽粉、猕猴桃、瓜子、紫菜、芝麻酱。

烹饪方法与注意事项

① 南瓜米饭：南瓜去皮，切块，与淘洗干净的大米一同放入电饭锅，加入适量水，选杂粮米功能进行蒸煮即可。

② 鸡胸肉炒杏鲍菇：鸡胸肉凉水入锅煮开后捞出沥干，撕成细丝，杏鲍菇撕成丝，备用。热锅入油，葱、姜爆锅，放入杏鲍菇翻炒几分钟，加入鸡丝继续翻炒，炒匀后加胡椒粉、盐调味即可。

③ 番茄烧豆腐：番茄切小块，豆腐切小块后放入锅中煎至两面金黄，备用。另热锅入油，蒜片爆锅，加入番茄炒至出沙，加入煎好的豆腐，翻炒均匀，淋少许番茄酱调味即可出锅。

④ 蒲烧鳗鱼：鳗鱼斩段，加适量蒲烧汁，上屉蒸5分钟。将剩余的蒲烧汁过筛，加水重新调成琥珀色的芡汁，加热，淋在鳗鱼上即可。

⑤ 虾仔焗罗马生菜：罗马生菜洗净，从中间剖开，分成 6～8 瓣。葱头洗净，切片。热锅入油，先放入葱头炒香，再放入切好的罗马生菜炒熟断生，加入鸡粉和盐调味。装盘时撒上干虾仔即可。

⑥ 紫菜丝瓜汤：丝瓜切丝，备用。热锅入油，葱、蒜爆锅，加入丝瓜翻炒至丝瓜变软，加入适量水，煮沸后加入紫菜，同时加入生抽、芝麻油调味即可。

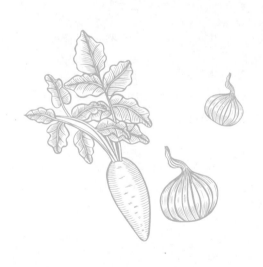

表4-13　儿童四格营养餐食谱（第2周第3天）

餐次	四格	菜肴名称	配料	用量（克）
早餐	S	燕麦玉米粒饼	燕麦片	30
			玉米粒	20
			全麦面粉	30
			植物油	2
	P	蛤蜊炖蛋	鹅蛋	60
			蛤蜊	10
			植物油	2
	V	芹菜丁炒木耳	芹菜	100
			水发木耳	25
			植物油	2
	X	奶类	纯牛奶	200
午餐	S	南瓜发糕	贝贝南瓜	50
			全麦面粉	60
	P	粉蒸排骨	排骨	40
			蒸肉粉	20
	V	清炒奶白菜	奶白菜	100
			植物油	3

餐次	四格	菜肴名称	配料	用量（克）
午餐	X	菠菜虾仁汤	菠菜	60
			海虾	30
			植物油	3
晚餐	S	二米饭	大米	20
			小米	40
	P	榄菜毛豆炒鸡丁	鸡胸肉	40
			毛豆	20
			橄榄菜	30
			植物油	4
	V	油菜炒杏鲍菇	油菜	80
			杏鲍菇	50
			植物油	3
	X	水煮花生	花生	30
上午加餐		奶类	纯牛奶	150
下午或晚上加餐		坚果	板栗	20
		水果	蓝莓	150

157

烹饪方法与注意事项

① 燕麦玉米粒饼：新鲜玉米粒洗净，备用。将即食燕麦片、玉米粒、全麦面粉混合，加水调成黏稠的糊状。平底锅表面涂少许油，加入调好的面糊煎至两面金黄即可。

② 蛤蜊炖蛋：将蛤蜊洗净，煮熟，取肉，备用。鹅蛋内加入适量鸡粉、鲜奶搅打均匀，封保鲜膜上屉蒸10分钟，待蛋液凝固加入煮好的蛤蜊肉，淋入少许豉油和植物

油即可。

③ 粉蒸排骨：猪小排斩成小段，用厨房纸吸干水分，加入少许料酒、鸡粉、白糖、花生酱、一品鲜酱油拌匀，腌制 30 分钟。蒜蓉用热橄榄油浸出香气倒入排骨中，再加入适量蒸肉粉，搅拌均匀，装盘，上屉蒸 40 分钟即可。

④ 榄菜毛豆炒鸡丁：鸡胸肉洗净，切丁，用料酒、蚝油、白胡椒粉和干淀粉抓匀，腌制 15 分钟。毛豆沸水煮熟后捞出过凉，沥干水分。热锅入油，蒜片爆锅，加入鸡丁炒至发白，分别倒入毛豆和橄榄菜炒匀，起锅前调入香油和少许盐即可。

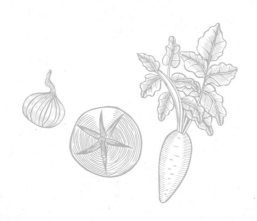

表 4-14　儿童四格营养餐食谱（第 2 周第 4 天）

餐次	四格	菜肴名称	配料	用量（克）
早餐	S	枣糕	全麦面粉	60
			大枣	10
	P	虎皮鹌鹑蛋	鹌鹑蛋	60
			植物油	3
	V	松子拌西蓝花	西蓝花	100
			松子	10
			植物油	2
	X	奶类	纯牛奶	200
午餐	S	三色藜麦饭	大米	50
			藜麦	20
	P	腰果西芹炒虾仁	虾仁	70
			西芹	40
			腰果	5
			植物油	3
	V	肉末茄条	茄子	80
			猪里脊肉	20
			植物油	3

续表

餐次	四格	菜肴名称	配料	用量（克）
午餐	X	豆豉娃娃菜	娃娃菜	100
			豆豉	20
			植物油	3
晚餐	S	三色藜麦饭	大米	50
			藜麦	20
	P	干巴菌煎三文鱼柳	三文鱼	70
			干巴菌	50
			植物油	3
	V	蒜泥菠菜	菠菜	100
			植物油	3
	X	紫菜蛋花汤	紫菜	4
			鸡蛋	20
			植物油	3
上午加餐		奶类	纯牛奶	150
下午或晚上加餐		水果	草莓	150
		奶类	手撕奶酪	20

烹饪方法与注意事项

① 虎皮鹌鹑蛋：鹌鹑蛋放锅里煮熟，剥壳，备用。起锅入凉油，放入鹌鹑蛋，加热，将鹌鹑蛋炸至虎皮样，捞出备用。另热锅入油，姜、蒜爆香，加入番茄酱炒香，倒入鹌鹑蛋继续翻炒，加入生抽、白糖炒匀，加半碗水煮5分钟后大火收汁，盛出装盘即可。

② 腰果西芹炒虾仁：虾仁洗净，用厨房纸吸干水分，

加入少许料酒、白胡椒粉、盐，腌制20分钟；芹菜洗净，切段，备用。热锅入油，爆香姜片，放入虾仁，烹料酒，炒熟后加西芹段，翻炒至断生后加盐和鸡粉调味，放入腰果，略微翻炒即可出锅。

❸ 干巴菌煎三文鱼柳：干巴菌洗净，泡发，备用。热锅入油，蒜片爆锅，放入干巴菌翻炒5分钟左右，加少许盐调味后装盘。三文鱼切成长条，加盐、黑胡椒腌制5分钟，小火煎至两面金黄，盛出，摆放在干巴菌上，淋少许柠檬汁即可。

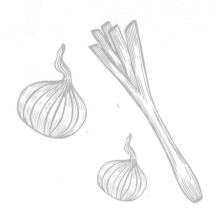

表 4-15　儿童四格营养餐食谱（第 2 周第 5 天）

餐次	四格	菜肴名称	配料	用量（克）
早餐	S	燕麦紫米饭	燕麦片	30
			紫米	40
	P	日式蒸蛋羹	鸡蛋	50
			虾仁	10
			植物油	3
	V	核桃仁拌菠菜	菠菜	100
			核桃仁	5
			植物油	2
	X	奶类	纯牛奶	150
午餐	S	全麦馒头	全麦面粉	80
	P	茄汁鲜虾汤	海虾	60
			番茄	50
			植物油	2
	V	油菜炒鸡腿菇	油菜	80
			鸡腿菇	40
			植物油	3
	X	蒜薹炒豆腐干	蒜薹	80
			豆腐干	30
			植物油	2

餐次	四格	菜肴名称	配料	用量（克）
晚餐	S	骨汤蝴蝶面	蝴蝶面	70
			豌豆苗	20
	P	豆豉黄瓜炒三文鱼丁	三文鱼	70
			豆豉	20
			黄瓜	40
			洋葱	20
			植物油	3
	V	白灼菜心	菜心	80
			植物油	3
	X	鸡胸肉丝拌沙拉	西生菜	30
			紫甘蓝	30
			番茄	20
			鸡胸肉	20
上午加餐		美味南瓜汤	贝贝南瓜	60
		水果	香蕉	150
下午或晚上加餐		奶类	酸奶	150

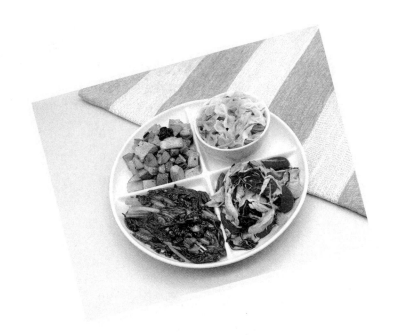

提高免疫力的推荐食材

主食：燕麦片、紫米、全麦面粉、蝴蝶面。

蛋白质食物：鸡蛋、牛奶、鸡胸肉、海虾、三文鱼、豆腐干。

蔬菜：菜心、西生菜、紫甘蓝、番茄、油菜、菠菜。

补充食材：香蕉、酸奶、贝贝南瓜。

烹饪方法与注意事项

① 核桃仁拌菠菜：锅中入水烧开，加入菠菜焯水片刻，捞出沥干水分，切断装盘备用。热锅入油，蒜末煸香后倒在菠菜上，加酱油、鸡精拌匀，再加入烤好的核桃仁即可。

② 茄汁鲜虾汤：新鲜海虾清洗干净，去除虾线，沥干水分，用姜片、淀粉、料酒、盐腌制 15 分钟。热锅入油，倒入鲜虾炒熟，捞起备用。另起锅，蒜末爆香，加入番茄碎翻炒出汁，随后加 1 小碗水，开锅后加入盐、糖调成酸甜口感，待番茄汁比较浓稠时加入大虾，翻炒至大虾被茄汁裹匀即可出锅装盘。

③ 豆豉黄瓜炒三文鱼丁：新鲜三文鱼切丁，用少许柠檬汁腌制 10 分钟，黄瓜切丁，豆豉提前泡 10 分钟，洋葱切丁，备用。热锅入油，三文鱼放入锅中轻煎，待三文鱼稍微定型后加入黄瓜丁、豆豉、洋葱丁一起翻炒 5 分钟左右，加盐调味即可。

表 4-16 儿童四格营养餐食谱（第 2 周第 6 天）

餐次	四格	菜肴名称	配料	用量（克）
早餐	S	全麦面包	全麦面包	80
	P	太阳蛋	鸡蛋	50
			植物油	3
	V	手撕圆白菜炒香干	圆白菜	100
			香干	30
			植物油	3
	X	奶类	牛奶	200
午餐	S	二合面发糕	全麦面粉	60
			玉米面	20
	P	海带炖排骨	排骨	40
			海带	50
			植物油	2
	V	芝麻酱莜麦菜	莜麦菜	100
			芝麻酱	5
	X	韭菜炒猪肝	韭菜	70
			猪肝	30
			水发木耳	15
			植物油	2

餐次	四格	菜肴名称	配料	用量（克）
晚餐	S	胚芽米饭	胚芽米	80
	P	家焖带鱼	带鱼	60
			植物油	3
	V	胡萝卜炒豆腐丝	胡萝卜	50
			豆腐丝	20
			植物油	3
	X	白灼菜心	菜心	100
			植物油	3
上午加餐		坚果	开心果	10
		奶类	酸奶	150
下午或晚上加餐		水果	橙子	150

烹饪方法与注意事项

① 海带炖排骨：猪排骨和海带清洗干净，备用。热锅入油，葱、姜爆锅，排骨放入锅中煸炒，排骨炒至变色后加入适量水、生抽、老抽、海带，中小火炖煮至排骨软烂后大火收汁即可。

② 韭菜炒猪肝：新鲜猪肝切片，韭菜洗净切段，备用。热锅入油，葱、蒜爆锅，开大火快速爆炒猪肝，猪肝变色后加入韭菜翻炒均匀，加生抽调味即可出锅。

❸ 家焖带鱼：带鱼处理干净后切段，用厨房纸巾吸干水分，加姜片、料酒腌制 20 分钟。热锅入油，姜、蒜爆锅，放入带鱼煎至两面金黄，放生抽、蚝油、1 碗清水，盖上锅盖，中小火焖 20 分钟，旺火收汁，撒上香菜末即可出锅。

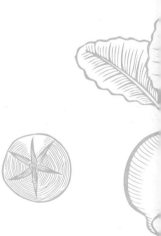

表 4-17 儿童四格营养餐食谱（第 2 周第 7 天）

餐次	四格	菜肴名称	配料	用量（克）
早餐	S/P	鸡蛋三明治	全麦面包	70
			鸡蛋	50
			番茄	20
			生菜	20
			植物油	6
	V	彩椒丁拌圣女果	圣女果	40
			彩椒	40
	X	奶类	纯牛奶	200
午餐	S	二米饭	小米	20
			大米	70
	P	油焖大虾	海虾	40
			植物油	3
	V	番茄牛肉汤	番茄	50
			牛肉	30
			植物油	3
	X	乳味空心菜	空心菜	100
			植物油	3

餐次	四格	菜肴名称	配料	用量（克）
晚餐	S	番茄炒意面	螺丝面	70
			番茄	50
			洋葱	20
			植物油	2
	P	板栗炖鸡	鸡腿肉	50
			板栗	20
			植物油	3
	V	菜心炒豆腐皮	菜心	60
			干豆腐皮	20
			植物油	2
	X	香菇炒油菜	香菇	50
			油菜	50
			植物油	2
上午加餐		核桃乳	核桃	10
			牛奶	150
下午或晚上加餐		水果	樱桃	150
		奶类	奶酪	20

提高免疫力的推荐食材

主食：全麦面包、小米、螺丝面。

蛋白质食物：鸡蛋、海虾、牛腩、鸡腿肉、干豆腐皮。

蔬菜：空心菜、菜心、香菇、油菜、彩椒、圣女果。

补充食材：纯牛奶、核桃、奶酪、樱桃。

烹饪方法与注意事项

① 油焖大虾：海虾清洗干净后开背去除虾线，备用。热锅入油，蒜蓉爆香后加入大虾翻炒至表皮变色，加入半碗清水，加生抽、冰糖调味，中小火煮 5 分钟后大火收汁即可。

② 番茄牛肉汤：番茄洗净，切小块，牛肉切块，备用。起锅烧水，加入姜片、葱段、牛肉放入锅中，开锅后边煮边去除血沫。大火烧开 5 分钟后改小火慢炖至牛肉软

烂，加入番茄、番茄酱熬煮至汤汁浓稠，加入盐、生抽、鸡粉调味即可。

❸ 板栗炖鸡：鸡肉切块，板栗煮熟去皮，备用。热锅入油，姜片、葱段爆锅，加入鸡块翻炒至八成熟，加入板栗、生抽及适量水，小火炖30分钟，大火收汁，加盐调味，出锅前可加入少许香菜。

表4-18　儿童四格营养餐食谱一周营养分析

指标 能量及核心营养素摄入量	实际摄入量	推荐摄入量	实际摄入量达到推荐量百分比
能量（kcal）	1822		
碳水化合物供能比（%）	51.2%	50% ~ 65%	
蛋白质（%）	19.9%	15% ~ 20%	
脂肪供能比（%）	29.9%	20% ~ 30%	
维生素矿物质营养素摄入量			
维生素 A（μg）	1222	500	244.4%
维生素 C（mg）	135.8	65	208.9%
维生素 D（ug）	17.3	10	173.0%
叶酸（ug）	352.4	250	141.0%

指标 / 能量及核心营养素摄入量	实际摄入量	推荐摄入量	实际摄入量达到推荐量百分比
维生素 B_1（mg）	1.17	1.0	117.0%
维生素 B_2（mg）	1.72	1.0	172.0%
钙（mg）	1011	1000	101.1%
铁（mg）	26.5	13	203.8%
锌（mg）	11.55	7.0	165.0%
硒（ug）	79.21	65	121.9%
镁（mg）	471	220	214.1%
三餐能量			
早餐（kcal）	541		
午餐（kcal）	523		
晚餐（kcal）	516		
加餐（合计）（kcal）	242		

评价结论

1. 本食谱平均每日能量为 1822 千卡，适合 10 岁男童，其他儿童可根据年龄、身高、体重适量增减食物，并定期监测体重。

2. 维生素 A、维生素 D、维生素 C、维生素 B_1、维生素 B_2、叶酸、钙、铁、镁、锌、硒等均达到推荐量的 90% 以上，能够充分满足提高免疫力的营养所需。

3. 食谱中使用了多种对提高免疫力有益的食材，如全谷物/粗杂粮、绿叶蔬菜、肉类、鱼虾、蛋类和大豆制品等优质蛋白食物。

4. 食谱加餐多采用奶类、坚果及水果、全谷物等食物，可根据个人情况增减加餐。

5. 烹调油推荐使用亚麻籽油、核桃油、橄榄油等多种植物油，全天不超过25 克；全天用盐量不超过 5 克。